FICTION DÉSINCARNÉE, PATERNICIDE ET MATERFICIELLE

Les impliqués Éditeur

Structure éditoriale récente fondée par L'Harmattan, Les Impliqués Éditeur a pour ambition de proposer au public des ouvrages de tous horizons, essentiellement dans les domaines des sciences humaines et de la création littéraire.

Déjà parus

Kako (Moussa), *Mosaïque*, 2022.

Kwadjani (Olson), *De la défiance coloniale. Chroniques d'un jeune Marron guyano-surinamais*, 2022.

Chemama (Roland), *Une amitié clair-obscur*, 2022.

Martin (Jean-Marie), *Sur les ailes d'un aigle. Dans le couloir de la mort*, 2022.

Versini (Charles, *Angèle*, 2022.

Sibony (Nessim), *Passe-temps pour un dimanche*, 2022.

Robin (Jean-Paul), *Pas à pas, de souvenir en souvenir*, 2022.

Brilman (Jean), *Journal de navigation. Bretagne, 1986*, 2022.

Pyco (Djeh), *Poétiques propos*, 2022.

Bonnici (Jean-Luc), *Ernest, les mémoires d'un chien*, 2022.

D'Orlando (Alexandre), *156 boulevard Bineau*, 2022.

Ki (Diban), *Temps anciens, temps nouveaux*, 2022.

Les impliqués
Éditeur

Ces dix derniers titres de ce secteur sont classés par ordre chronologique en commençant par le plus récent.
La liste complète des parutions, avec une courte présentation du contenu des ouvrages, peut être consultée sur le site :
www.lesimpliques.fr

Maroun Badr

Fiction désincarnée, paternicide et materficielle

L'intérêt de l'enfant et l'AMP (PMA) pour toutes

Préface du Dr. Alberto García Gómez

Les impliqués
Éditeur

Du même auteur :

L’acte du martyre. Cause, motif et moralité selon saint Thomas d’Aquin, Docteur angélique, Avignon 2020

5-7, rue de l’École-Polytechnique – 75005 Paris
www.lesimpliques.fr
ISBN : 978-2-38417-486-7
ISBN : 9782384174867

Photo de couverture :
Embryon type A, huit cellules, de trois jours
Crédit : Dr. Robert Bader, embryologiste

À ma famille,

Ma mère Jeannette Harb Badr, décédée en 2021 à l'âge de 54 ans,
Mon père Georges,
Mon frère Robert,
Ma sœur Mireille, son époux Joseph et leurs enfants : Charbel, Joe et Laeticia,
Ma sœur Rita.

Remerciements

De nombreuses personnes ont rendu possible ce travail. Je tiens à leur exprimer ma gratitude.

Au Professeur Alberto García Gómez (Italie), mon directeur de thèse, mes remerciements les plus profonds pour avoir accepté de rédiger la préface de ce livre. Grâce à son soutien, son suivi et ses compétences, mon travail de recherche participe à l'enrichissement de la Bioéthique.

Toute ma reconnaissance va à Monseigneur Guy Casseron (France), mon ancien curé, pour ses encouragements et son amitié. Grâce à lui, j'ai toujours eu la volonté de continuer l'approfondissement de mes études.

Je remercie également Monsieur Philippe Nolland (France), maire de Pithiviers, pour sa disponibilité. Son opinion du point de vue juridique était précieuse dans la rédaction de ces pages.

Je ne saurais non plus passer sous silence l'implication du Docteur Fabiano Nigris (Italie), médecin pédiatre, bioéthicien et mon collègue des études en bioéthique. Son avis sur ce travail constitue une pierre angulaire dans son achèvement.

Je remercie Madame Isabelle et Monsieur Michele Pracchi (Suisse) pour leur attention à la rectitude de la traduction, de l'Italien en Français, de certains passages.

Ma vive reconnaissance va à Madame Marianne De Mûelenaere (Belgique), professeur de langue française, pour sa disponibilité et sa bienveillance quant à la révision linguistique de mon manuscrit.

SOMMAIRE

ABRÉVIATIONS

AMP	: Assistance médicale à la procréation
art.	: Article
Bull.	: Publié au bulletin[1]
CA	: Cour d'appel
CAA	: Cour d'appel administrative
CASF	: Code de l'action sociale et des familles
Cass.	: Cour de cassation
Cass. 1re Civ.	: Cour de cassation, première chambre civile
Cass. ass. plén.	: Cour de cassation, assemblée plénière
Cass. crim.	: Cour de cassation, chambre criminelle
CC	: Code civil
CCNE	: Comité consultatif national d'éthique
CE	: Conseil d'État
Cecos	: Centre d'Étude et de Conservations des Œufs et du Sperme humain
CEDH	: Cour européenne des droits de l'homme
CIB	: Comité international de Bioéthique
CIDE	: Convention internationale des droits de l'entant
Ch. réunies	: chambres réunies
CNAOP	: Conseil national pour l'accès aux origines personnelles
Conv. EDH	: Convention de sauvegarde des droits de l'homme et des libertés fondamentales (Convention européenne des droits de l'homme)
Cons. const.	: Conseil constitutionnel
CSP	: Code de la santé publique
CSS	: Code de la sécurité sociale
DDE	: Déclaration des droits de l'enfant

---

[1] Le bulletin est accessible en ligne à partir de l'année 2006.

DDHC	: Déclaration des droits de l'homme et du citoyen
DPI	: Diagnostic préimplantatoire
FIV	: Fécondation in vitro
GPA	: Gestation Pour Autrui
IAC	: Insémination artificielle avec le conjoint
TA	: Tribunal administratif
TGI	: Tribunal de grande instance
QPC	: Question prioritaire de constitutionnalité
SSR	: Sous-sections réunies

PRÉFACE

> « Les hommes s'en vont admirer les sommets des montagnes, les mouvements majestueux de la mer, le large cours des fleuves, l'immensité de l'Océan, les révolutions des astres, et ils se détournent d'eux-mêmes sans s'émouvoir ! »
> (Saint Augustin, *Les Confessions,* X, 8.15)

Comme le suggérait Saint Augustin, les hommes ne s'émerveillent plus de ce qui les rend des personnes humaines, ils ne prêtent plus attention au miracle de la vie. En effet, le processus de procréation a perdu sa capacité d'étonner et d'émouvoir, victime du désenchantement provoqué par la technologie, notamment par les nouvelles techniques de procréation médicalement assistée (PMA).

Ce livre peut sembler s'ajouter à longue collection de textes et de traités consacrés à un thème vital, celui de la procréation et de ses nombreuses implications législatives, éthiques, morales et sociales. Cependant, cette analyse s'inscrit dans l'enrichissement continu de ce thème. Loin d'être une étude banale et standardisée, cet ouvrage aborde la question très débattue de la PMA, notamment la PMA pour toutes (sous-entendus pour toutes les femmes) – désormais possible par la loi n° 2021-1017 du 2 août 2021 relative à la bioéthique –, du point de vue de la vision de la parentalité, de la filiation et des origines.

L'auteur de ce livre questionne ce qui est considéré comme faisant partie de la normalité, c'est-à-dire ce qui est considéré dans l'acceptation commune comme régulier et coutumier. En effet, la société attribue aujourd'hui le statut de « normalité » à ce qui est scientifiquement possible et légalement approuvé. Cependant, l'auteur décide d'aller à contre-courant de l'opinion commune, non pas pour juger, mais plutôt pour s'interroger : la souffrance de devoir renoncer à la parentalité est-elle un argument suffisant pour porter atteinte à des valeurs fondamentales comme le respect de l'enfant ?

L'approche pour essayer de répondre à cette question sera d'entreprendre une analyse pragmatique. Celle-ci s'appuiera sur des textes législatifs et sur de nombreuses affaires judiciaires, comme celle de Jeanine Salomone (2001), dite « Mamie-éprouvette », devenue mère à 62 ans en recourant au sperme de son frère, ou la célèbre affaire de Mennesson contre la France (2014), présentée devant la Cour européenne des droits de l'homme, pour obtenir la reconnaissance du lien de filiation par les autorités étatiques.

Ainsi, ce livre présente une analyse claire et précise des lois en vigueur, des affaires judiciaires traitées et des débats d'opinions qui en découlent. Les arguments sont fournis avec beaucoup de soin, signe du temps passé dans cette recherche méticuleuse. En tant que bioéthicien, l'auteur de ce volume a choisi de se référer à la bioéthique personnaliste, qui reconnaît et affirme la centralité de la personne humaine dans toutes les sphères et manifestations de la socialité. Le principe fondateur de la bioéthique personnaliste est celui de l'intangibilité de la dignité de la personne humaine, reconnaissant à la fois l'embryon et l'enfant comme tels. L'homme a une dimension sociale et relationnelle. Dans la relation de communion mutuelle avec les autres, le respect dû à l'inviolabilité et à l'intégrité de la vie physique de toute personne humaine, mutuellement reconnues et garanties par les lois positives, ne peut faire défaut.

On peut saisir les aspects de la dignité humaine comme sa singularité, sa subjectivité, son unicité et son uni-totalité parmi les différentes dimensions inséparables de la personne. La dimension corporelle permet à l'homme d'entrer dans le monde matériel, lieu de son épanouissement et de sa liberté, et la dimension spirituelle, ouverte à la transcendance vers les autres hommes et le monde, donne à l'homme la possibilité d'établir une relation de dialogue et de communion avec l'autre. La personne humaine, en tant que centre de liberté et de conscience, doit jouir du respect de tous, et en particulier des institutions politiques et sociales, lesquelles doivent viser à promouvoir son développement intégral.

Un sujet aussi sensible que la procréation et ses diverses implications nécessite une attention particulière non seulement en ce qui concerne les droits et les devoirs des hommes, mais aussi en ce qui concerne la liberté, qui doit être promue avec la dignité humaine pour la libération des injustices qui peuvent être subies. En outre, la liberté, qui détermine la croissance de la personne, exige également l'exercice de la responsabilité et aide l'homme à construire l'ordre social visant à la recherche de la vérité sur le bien et le mal.

Les pages qui suivent font appel à la conscience de chacun pour agir avec bon sens.

Professeur Alberto García Gómez

Doyen de la Faculté de Bioéthique, *Ateneo Pontificio Regina Apostolorum* – Rome
Directeur de la Chaire UNESCO de Bioéthique et des Droits de l'Homme – Rome

15 juillet 2022

INTRODUCTION

> « Ce sont [*les croyants*] eux qui doivent traduire leurs convictions religieuses dans une langue séculière s'ils veulent que leurs arguments puissent emporter l'adhésion d'une majorité. » (Jürgen Habermas, *L'avenir de la nature humaine*, p. 157)

Naguère, les techniques de l'AMP[1] ont joué le rôle primordial pour remédier au problème pathologique de l'infertilité ou de la stérilité[2] d'un couple composé d'un homme et d'une femme[3]. Mais, elles se sont transformées rapidement en instruments de revendication pour exercer ce

---

1 Les textes officiels français utilisent la formule Assistance Médicale à la Procréation (AMP) au lieu de la Procréation Médicalement Assistée (PMA). Tout au long de ces pages, j'utiliserai la formule officielle.

2 L'infertilité se constate par l'inaptitude d'avoir un enfant après 12 à 24 mois de rapports sexuels réguliers. Alors que la stérilité est l'incapacité d'un individu ou d'un couple de concevoir un enfant naturellement.

3 La loi n° 2004-800 du 6 août 2004 relative à la bioéthique précisait dans l'art. L. 2141-2 du CSP : « l'assistance médicale à la procréation est destinée à répondre à la demande parentale d'un couple. Elle a pour objet de remédier à l'infertilité dont le caractère pathologique a été médicalement diagnostiqué ou d'éviter la transmission à l'enfant ou à un membre du couple d'une maladie d'une particulière gravité. L'homme et la femme formant le couple doivent être vivants, en âge de procréer, mariés ou en mesure d'apporter la preuve d'une vie commune d'au moins deux ans et consentant préalablement au transfert des embryons ou à l'insémination. »

qu'on appelle désormais « le droit de devenir parent » avec toutes les déclinaisons possibles : « droit de procréer », « droit à la fécondation », « droit à la génération », « droit à la reproduction », « droit à l'enfant ». La loi n° 2021-1017 du 2 août 2021 relative à la bioéthique[1] prévoit dans l'art. L. 2141-2 du CSP que « l'assistance médicale à la procréation est destinée à répondre à un projet parental. Tout couple formé d'un homme et d'une femme ou de deux femmes ou toute femme non mariée ont accès à l'assistance médicale à la procréation. »

Ce basculement permet d'imaginer un nombre important de scénarios d'une conception d'un enfant. Prenons à titre d'exemple, ce scénario fictif mais qui n'est pas étranger aux cas réels qu'on peut trouver dans le monde entier. Brigitte (40 ans) est mariée avec Antoine (49 ans) et ont deux enfants : Maxime (19 ans) et Chloé (17 ans). Brigitte décide un jour de vivre sa sexualité comme lesbienne. Elle divorce d'Antoine par consentement mutuel et se met en couple avec Suzanne (44 ans), mère célibataire d'une fille, Emma (21 ans). Un an plus tard, Brigitte et Suzanne se sont mariées. Après un an de mariage, Brigitte adopte Emma d'une manière simple[2], bien sûr avec les conditions nécessaires : le consentement d'Emma, celui de Suzanne et l'existence de dix d'écart d'âge entre Brigitte et Emma. Quelques mois plus tard, le nouveau couple décide de recourir à l'AMP pour avoir un autre enfant. Certainement, c'est Brigitte qui va porter l'enfant vu que son âge est plus propice pour l'AMP. Après avoir effectué 2 tentatives de

---

[1] Désormais j'utiliserai les deux formules abrégées suivantes : la loi de bioéthique 2021 ou la loi du 2 août 2021.

[2] On distingue deux types d'adoption en France : l'adoption simple où l'adopté conserve tous ses liens avec sa famille d'origine (c'est le cas d'une adoption d'en enfant majeur du conjoint) ; et adoption plénière dans laquelle la nouvelle filiation remplace celle d'origine.

FIV avec un tiers donneur, elle tombe enceinte et accouche d'un petit Théo. Entre-temps, Emma est tombée amoureuse d'Antoine et deux mois avant la naissance de Théo, ils se sont mariés. Leur mariage est bien légal parce que, même si Emma est la fille de Brigitte, cette dernière n'est plus lié à Antoine par un mariage. Dix mois après la naissance de Théo, ce dernier avait beaucoup de problèmes de santé. Pour établir un bon diagnostic, il fallait avoir accès aux informations concernant le donneur au motif de nécessité thérapeutique. Le médecin traitant, ayant établi les démarches nécessaires, a pu avoir les informations. Surprise ! Il s'est avéré qu'une erreur a été commise à la banque de sperme et que le donneur était Maxime, le fils de Brigitte et d'Antoine. Théo est soigné, est en bonne santé et il peut maintenant poursuivre sa vie.

Toutefois, beaucoup de questions surgissent de ce cas. Qui sont les parents de Théo ? Comment établir sa filiation ? Qui est sa famille ? A-t-il le droit d'accéder à ses origines et connaître qui est son père biologique ? Serait-ce son intérêt ?

Ces questions ne sont pas superficielles ; elles sont des questions existentielles. Le 21 mai 2022, j'ai été invité à aborder ces questions lors d'une conférence donnée conjointement avec Jean Leonetti[1] et Christine Bouvier-Muh[2] à l'Institut de Théologie et de Formations Pastorales de Nice (ITFP). Préparant mon intervention, je me suis trouvé face à une cascade d'idées suite à la recherche effectuée. Une question centrale me préoccupait : quel est l'intérêt de l'enfant et quelle est la place de ce dernier dans toute cette mosaïque socio-scientifique de la procréation ? C'est dans ce contexte que j'ai eu la curiosité scientifique

---

[1] Maire d'Antibes, médecin, ancien député français et auteur de la loi du 22 avril 2005 relative à la fin de vie.

[2] Maître de conférences à l'Université Catholique de Lyon

pour approfondir cette question en développant ultérieurement ma recherche.

Les pages suivantes sont le fruit de cet approfondissement. Loin d'être une répétition des divers points de vue de l'AMP, j'ai souhaité aborder le sujet sous un nouvel angle de vue à partir du thème de la parentalité, la filiation et les origines. Conjuguant l'aspect juridique à l'aspect éthique et ayant une approche personnaliste[1] de la bioéthique, je traiterai le sujet en trois parties. La première partie sera consacrée à la question de la parentalité au prisme du principe de l'égalité au nom duquel la nouvelle loi de bioéthique a ouvert l'accès à l'AMP pour toutes les femmes. La deuxième partie abordera la question de la filiation au prisme de l'uni-totalité pour évaluer la fiction, ce principe juridique par lequel on établit la filiation, afin d'en relever les grands enjeux éthico-juridiques. La troisième et dernière partie développera la question des origines au prisme de la vérité en analysant les principes de l'anonymat et de l'intérêt supérieur de l'enfant.

---

[1] La bioéthique personnaliste est fondée par Elio Sgreccia (1928-2019), bioéthicien italien et cardinal. Ce modèle trouve son fondement de réflexion dans la dignité ontologiquement fondée. Elle se base sur la centralité de la personne humaine, corps et âme substantiellement unis. Les principes fondamentaux, entre autres, de la bioéthique personnaliste sont au nombre de quatre : a) la sauvegarde de la vie physique, b) la liberté et la responsabilité, c) la totalité ou le principe thérapeutique, d) la socialité et la subsidiarité.

Voir Elio Sgreccia, *Manuel de bioéthique, Volume 1 : Les fondements et l'éthique biomédicale* (Paris: Mame - Edifa, 2004), 163-72.

I - LA PARENTALITÉ AU PRISME DE L'ÉGALITÉ

Pour atteindre son propre bonheur par le moyen des interventions médicales sur son corps et/ou sur le corps d'autrui, le prétendu droit à la parentalité est revendiqué d'une part au nom de l'égalité et la demande de l'application de la justice et, d'autre part au nom d'un droit absolu à la vie privée dont la finalité première semble être le « droit à l'enfant ». Cette modification de la suppression de la cause médicale d'infertilité/stérilité et par la suppression du critère du couple homme-femme pousse à poser la problématique suivante : la parentalité assurée par l'AMP pour toutes les femmes est-elle juste ? Contribue-t-elle à un vrai achèvement du principe de l'égalité, qu'elle soit une égalité sociale à l'égard de la vocation de la médecine et de la justice sociale (partie 1), une égalité des sexes à l'égard de l'homme (partie 2) et une égalité de dignité à l'égard de l'enfant à naître (partie 3) ?

1. Parentalité et égalité sociale

« *Justitia est ius suum cuique tribuere* », « la justice, c'est de donner à chacun ce à quoi il a droit » selon la définition du juriste romain Ulpien. Le philosophe de droit Javier Hervada traduit cette définition par ces paroles : « la justice consiste à rendre à chacun son propre droit », son propre droit qui lui revient par nature[1]. C'est au nom de l'égalité sociale et à la lumière d'une réclamation d'une justice sociale, que l'AMP est désormais accessible pour toutes les femmes. La justice qui rend l'égalité ou l'égalité qui réclame la justice se situe à la charnière des deux déclinaisons de la triade « parentalité-

---

[1] Javier Hervada, *Introduction critique au droit naturel*, trad. par Hélène Delvolvé (Bordeaux: Bière, 1991), 24, 36.

désir-droit » : le désir de la parentalité comme droit victimaire et le droit comme réponse au désir de la parentalité.

1.1. Le désir comme droit victimaire

Sans aucun doute, l'infertilité et la stérilité de l'individu causent et sont causées par une double souffrance : ne pas avoir d'enfant et un corps qui fonctionne mal ; raisons pour lesquelles la médecine et les nouvelles techniques de procréation sont sollicitées pour répondre à cette soif existentielle. C'est à partir de ce désir de l'enfant que la revendication de la parentalité prend place notamment chez les couples qui ne peuvent pas concevoir. Ce désir s'exprime par une attitude d'auto-victimisation. La juriste Olivia Sarton en fait une analyse intéressante. Elle affirme que ce qui émeut le bien humain, c'est le désir d'avoir ce que l'autre possède. Quand on n'a pas ce qu'on désire, on agit en victime. Dès qu'on est victime, on revendique un droit. Cette auto-victimisation avancée par Olivia Sarton en 5 étapes[1] pourrait être appliquée à l'AMP pour toutes.

a) L'encouragement d'un désir mimétique : femmes célibataire ou couple de femmes qui désirent être parents et avoir un enfant comme n'importe quelle femme dans un couple hétérosexuel ;
b) L'impossibilité de la réalisation de ce désir : les femmes célibataires ou les couples de femmes qui ne sont ni inféconds ni stériles mais « qui refusent les relations sexuelles avec l'autre sexe[2] » ne peuvent pas avoir d'enfant. Ce qui provoque une situation de souffrance ;

---

[1] Olivia Sarton, *PMA : ce qu'on ne vous dit pas. Business, lobbying et compromissions, risques pour la santé, faibles taux de réussite...* (Paris: Pierre Téqui, 2020), 35-40.

[2] Dominique Folscheid, *Made in Labo. De la procréation artificielle au transhumanisme* (Paris: Le Cerf, 2019), 41.

c) La création du statut de victime : faute de pouvoir avoir un enfant, elles s'estiment discriminées ;
d) La désignation des bourreaux : parce qu'elles s'estiment en situation de discrimination, elles considèrent comme coupables la nature et les couples hétérosexuels ;
e) La réclamation de la réparation de l'injustice : puisqu'il y a une partie coupable, elles réclament la justice par la législation de nouvelles lois.

De ce schéma, il est important de relever la question suivante : le droit doit-il satisfaire à des désirs individuels ?

1.2. Le droit comme réponse au désir

En 2002, Jean-François Mattei (ministre de la santé, de la famille et des personnes handicapées), citant certains juristes se demandait : « est-il légitime de légiférer dans le domaine de la médecine de la reproduction ? Faire des enfants peut-il relever de la loi ? […] Ce n'est pas du commerce ! » Puis il affirma : « le seul fait de dire que l'on va légiférer sur la bioéthique pourrait laisser penser qu'il n'y a pas d'éthique ailleurs. C'est un grave danger[1]. »

En effet, le questionnement de Jean-François Mattei porte en lui la réponse suivante : « tous les désirs ne peuvent pas être réalisés par le droit[2]. » Maintes raisons peuvent être données mais j'en retiens deux principales qui touchent à la vocation de la médecine et à la justice sociale.

---

[1] Jean-François Mattei, « Audition sur le projet de loi relatif à la bioéthique », Rapport législatif, 12 décembre 2002, http://www.senat.fr/rap/l02-128/l02-12862.html.

[2] CIB, « Rapport du Comité international de Bioéthique (CIB) sur la procréation médicalement assistée (PMA) et la parentalité », Rapport (Paris: Organisation des Nations Unies pour l'éducation, la science et la culture, 20 décembre 2019), 27, https://unesdoc.unesco.org/ark:/48223/pf0000367957_fre.

a) D'une part, reposer le droit de la parentalité sur un désir détourne la médecine de sa vocation première : guérir et prévenir. C'est ce qu'a exprimé Monsieur Jean Leonetti dans un rapport sur le projet de loi relatif à la bioéthique en 2011. Au nom de la commission spéciale, il affirme que « l'AMP est un procédé de réparation d'une infertilité, pas un vecteur juridique de légitimation d'unions ou de modes de vie. Elle n'est pas une solution à tous les désirs[1] d'enfants ni aux infertilités sociales[2]. » Le désir est fondamentalement psychologique, de ce fait il ne

---

[1] Il est intéressant de comparer les propos de Leonetti à une situation récente survenue en Italie dont la sentence a été rendue en novembre 2019. Le texte de la sentence 221/2019 de la Cour constitutionnelle italienne – suite au recours au tribunal par un couple de femmes afin de dénoncer le fait que leur demande de l'AMP a été refusée au nom de l'art. 5 de la loi n. 40/2004 – affirme ce qui suit : « il s'agit de savoir si le désir d'avoir un enfant grâce à l'utilisation des technologies mérite d'être satisfait toujours. […] Tout désir ou tout besoin perçu par l'individu comme nécessaire ne relève pas de la protection offerte par le droit à la santé : ce droit ne repose pas exclusivement sur des perceptions subjectives, notamment dans le domaine de la procréation artificielle. »

Cf. Francesca Piergentili, « Procreazione assistita: il testo della sentenza 221/2019 della Corte Costituzionale e un primo commento », 8 novembre 2019, https://www.centrostudilivatino.it/procreazione-assistita-il-testo-della-sentenza-221-2019-della-corte-costituzionale-e-un-primo-commento/.

[2] Jean Leonetti, « Projet de loi relatif à la bioéthique. Rapport n. 3403 » (Paris: Assemblée nationale, 11 mai 2011), 14, https://www.assemblee-nationale.fr/13/pdf/rapports/r3403.pdf.

joue aucun rôle juridique[1]. L'union homosexuelle constitue une « clôture à l'enfantement » selon les paroles du pédopsychiatre et psychanalyste Christian Flavigny ; la relation partagée entre les deux membres du couple ne porte pas de fruit en raison non pas seulement de la stérilité de la relation mais aussi en raison de l'éradication de l'ouverture du don « à la différence qui porte le pouvoir procréateur[2]. » Dans ce sens, l'AMP n'est plus une « assistance » ; son « extension » à toutes les femmes est une « suppression » de l'AMP en tant qu'assistance parce qu'elle remplace entièrement l'acte sexuel. C'est ainsi qu'en se faisant faire un enfant et en occultant les facteurs extérieurs de l'infertilité[3] sans y remédier – or dans le cas des femmes seules ou en couple de femmes, il n'y a rien à remédier médicalement – l'AMP implique d'emblée un tiers : l'enfant lui-même. Or ce dernier n'est pas « un patient de la médecine, et dont la survenue ne répond à aucun enjeu vital pour ses parents[4]. »

b) D'autre part, dans les sociétés modernes où nous sommes connectés[5] grâce à la politique, à la loi et sur des bases de contrat entre individus libres, la parentalité devient un rapport de production et d'échange dont la satisfaction réduit le bonheur d'assouvir à ce désir à un bonheur du type

1 Francesco D'Agostino, *Famiglia, matrimoni, sessualità. Nuovi temi e nuovi problemi* (Roma: Pagine, 2017), 125.

2 Christian Flavigny, *Et si ma femme était mon père ? Les nouvelles familles gamètes* (Brignon: Les Liens Qui Libèrent, 2010), 147.

3 CIB, « Rapport du CIB sur la procréation... », 16.

4 Folscheid, *Made in Labo...*, 40.

5 Marcel Gauchet, *Il figlio del desiderio. Una rivoluzione antropologica* (Milano: Vita e Pensiero, 2010), 21.

consumériste[1]. Ce consumérisme touche au grand principe de la justice sociale dans le contexte médico-social. En effet, selon le site officiel de l'administration française[2], l'AMP – qui n'est plus un acte médical à visée thérapeutique – est prise en charge à 100 % par la Sécurité Sociale pour 6 inséminations artificielles et 4 FIV. En revanche, certains actes médicaux qualifiés « hors nomenclature[3] » et dont la visée est thérapeutique, ne sont pas pris en charge à 100 % par la Sécurité Sociale. À titre d'exemple, la kinésithérapie[4] n'est prise en charge qu'à 60 % à condition qu'elle soit recommandée par une ordonnance médicale ; pour une consultation chez un cardiologue[5], la prise en charge est à 70 % avec ordonnance médicale ou avec un parcours de soins coordonnés sans lesquels elle n'est qu'à 30 %.

Comment peut-on mesurer ainsi si l'égalité à travers l'accès à l'AMP est « juste » (relevant de la justice) par rapport à l'accès aux autres soins ? Comme il s'agit de rapports interindividuels par l'intermédiaire de la société – en

---

1 Folscheid, *Made in Labo...*, 100.

2 « Procréation médicalement assistée (PMA) », https://www.service-public.fr/particuliers/vosdroits/F31462.

3 Il s'agit des actes médicaux qui ne figurent pas dans une nomenclature dédiée uniquement à répertorier les actes médicaux pris en charge par la Sécurité Sociale.

4 « Quel remboursement pour une séance chez le kiné ? », https://www.assurland.com/assurance-blog/assurance-sante-actualite/assurance-sante-une-seance-chez-le-kine-est-elle-remboursee_110222.html.

5 « Cardiologue : quels remboursements par la mutuelle et la Sécu ? », https://www.mutuelledassurance.net/besoins-sante/remboursement-mutuelle-cardiologue.

l'occurrence, la Sécurité Sociale – la mesure de l'égalité réside dans ce qu'on appelle la « justice distributive » dont les critères[1] conditionnent une égale distribution des biens ; ici, il s'agit de la santé. Parmi ces critères, j'en retiens deux : le besoin et la proportionnalité. La communauté (sociale ou politique) doit veiller à ce que toute personne ait accès aux traitements nécessaires en apportant davantage d'aide, y compris financière, là où la nécessité et le besoin s'avèrent plus importants. C'est ce que le bioéthicien Elio Sgreccia appelle le principe de la subsidiarité[2]. Ceux qui sont plus malades ont besoin de plus d'aide. Ainsi le vrai besoin se décide à la lumière de la justification[3] de l'acte : est nécessaire l'acte qui joue un rôle primordial pour sauver la vie de la personne. Dans ce sillage, l'AMP pour toutes ne remplit pas le critère du besoin.

Quant à la proportionnalité, elle trouve son fondement dans la nécessité médicale mais elle est liée à la problématique de la gestion des ressources. L'accès facilité et la prise en charge totale de l'AMP par la Sécurité Sociale ne semblent pas proportionnels au besoin sanitaire vital. Ils se basent notamment sur les droits individuels d'une liberté subjective « comme critère fondamental de toute moralité privée et publique[4] » promouvant ainsi un certain libre marché des soins ; c'est ce qu'on appelle le « libéralisme individualiste[5]. » Les moyens financiers et techniques sont déployés disproportionnellement pour répondre à des désirs individuels dont la pertinence médicale est nulle. Une telle justice distributive n'est pas équitable et est discriminatoire puisqu'elle touche à la dignité de la personne humaine. Pour

---

1 Hervada, *Introduction critique au droit naturel*, 49-56.

2 Sgreccia, *Manuel de bioéthique, Vol. 1...*, 170-72.

3 Elio Sgreccia, *Manuel de bioéthique, Volume 2 : Aspects médicaux sociaux* (Paris: Mame, 2012), 705.

4 Sgreccia, 708.

5 Sgreccia, 708.

qu'elle soit juste et proportionnelle, elle est appelée à donner à chaque personne ce qui lui revient objectivement et « ontologiquement par nature[1] » : le droit à la vie à travers un vrai et un juste accès aux droits à la santé.

Cette approche globale de la parentalité en son lien avec la société et la médecine permettra d'approfondir son rapport avec l'égalité des sexes.

2. Parentalité et égalité des sexes

Depuis 1960, le modèle égalitaire où « les hommes et les femmes sont interchangeables » substitue au modèle de « l'inégalité complémentaire entre le mari et l'épouse[2]. » Pour la juriste Marcela Iacub, la parentalité et le « droit à l'enfant » constituent la dernière source d'inégalités entre les sexes.

2.1. Parentalité féminine et discrimination

C'est à partir de ce contexte que les défenseurs de la parentalité féminine[3] considèrent que le fait de refuser l'accès à l'AMP pour couple de femmes[4] est considéré comme discriminatoire[5] et va à l'encontre du principe d'égalité à valeur constitutionnelle[6].

---

[1] Sgreccia, 710.

[2] Marcela Iacub, *Le crime était presque sexuel. Et autres essais de casuistique juridique* (Paris: Flammarion, 2009), 290.

[3] L'homoparentalité pour couple de femmes et la monoparentalité pour femme seule.

[4] En février 2018, un couple de femmes a déposé un recours devant le tribunal administratif de Toulouse après s'être vu refusé une PMA au CHU de Toulouse. Le tribunal a adressé Conseil d'État une ordonnance le 2 juillet 2018 afin d'examiner la demande d'annulation de la décision par laquelle le centre d'assistance médicale à la procréation du CHU a rejeté la demande des deux femmes en question.

[5] TA Toulouse, 2 juillet 2018, n° 1802013 QPC.

[6] La Déclaration des droits de l'homme et du citoyen postule que « la loi doit être la même pour tous ».

Dans un avis de 2015, le Haut Conseil à l'égalité entre les femmes et les hommes a insisté sur le fait que l'ouverture de l'AMP à toutes les femmes constitue un pas important vers l'égalité entre toutes et tous[1]. Or dans une décision du 28 septembre 2018 – décision qui n'a pas été reçue très favorablement par certains juristes[2] – le Conseil d'État considère que

> « le principe d'égalité[3] ne s'oppose ni à ce que législateur règle de façon différente des situations différentes ni à ce

---

[1] Haut Conseil à l'égalité entre les femmes et les hommes (HCE), « Contribution au débat sur l'accès à la PMA. Avis n°2015-07-01-SAN-17 », 26 mai 2015, 23, https://haut-conseil-egalite.gouv.fr/IMG/pdf/hce_avis_no2015-07-01-san-17.pdf.

[2] Thomas Dumortier, « Le principe d'égalité et l'ouverture de la PMA aux couples de femmes et aux femmes célibataires », *Revue du droit public*, n° 1 (2019), https://www.labase-lextenso.fr/revue-du-droit-public/RDP2019-1-005; Maria Kalogirou et Claire Langlais, « Le principe constitutionnel d'égalité, un obstacle (sérieux) à l'égalité des couples en matière de PMA. Commentaire de la décision CE, 28 septembre 2018, n° 421899 », *La Revue des droits de l'homme. Revue du Centre de recherches et d'études sur les droits fondamentaux*, 9 décembre 2018, https://doi.org/10.4000/revdh.5082.

[3] Dans l'affaire « Marie Charron et Ewenne Merle-Montet c. France », traitée en 2015 devant la Cour européenne des droits de l'homme, le Défenseur des droits propose une autre façon de comprendre l'égalité :

« C'est sous l'angle de l'égalité d'accès à une technique médicale entre toutes les femmes que le Défenseur des droits appelle désormais à envisager la question de la PMA : l'égalité entre toutes les femmes dans l'accès à une aide médicale à la procréation. Le Défenseur des droits distingue la PMA intraconjugale de la PMA avec tiers donneur qui concerne les femmes en couple homosexuel et les femmes célibataires, même s'il faut noter que dans les deux cas le recours à la PMA ne soigne pas l'infertilité, de l'un des partenaires ou des deux, mais la pallie.

qu'il déroge à l'égalité pour des raisons d'intérêt général, pourvu que, dans l'un et l'autre cas, la différence de traitement qui en résulte soit en rapport direct avec l'objet de la loi qui l'établit[1]. »

Des situations différentes[2] signifient des modes de vie différents : célibataire, en couple hétérosexuel ou en couple homosexuel. Dans un traitement différent, il n'y a pas discrimination de la part de la justice puisqu'elle donne à chacun son droit en fonction de la situation dans laquelle il se trouve. Le droit appartient à ceux qui sont dans la même situation et non dans des situations différentes. Selon Hervada[3], en matière d'égalité, donner à chacun son droit – la parentalité – ne signifie pas donner à tous la même chose et traiter tout le monde de la même manière. Ceci dit,

---

La PMA avec tiers donneur permet de répondre au projet parental d'un couple dans l'impossibilité de procréer lui-même. La finalité de la PMA avec tiers donneur est d'aider la femme à devenir enceinte puis mère lors de l'accouchement. »

CEDH, Décision du 8 février 2018, Marie Charron et Ewenne Merle-Montet c. France, n° 22612/15.

[1] CE [n° 1-n° 4] ch. réunies, 28 septembre 2018, n° 421899, Inédit au Recueil Lebon.

[2] Dans le même sillage, le Comité Consultatif National d'Ethique (CCNE) a déclaré dans son avis en 2017 :

« Le fait de réserver l'AMP aux seuls cas d'infertilité pathologique peut être considéré comme une rupture d'égalité entre demandeurs d'accès aux techniques de procréation. Cette différence de traitement peut, au contraire, être considérée comme justifiée par les différences de situation entre les requérants. »

CCNE, « Avis n°126 sur les demandes sociétales de recours à l'assistance médicale à la procréation (AMP) », 15 juin 2017, http://affairesjuridiques.aphp.fr/textes/avis-n-126-du-comite-consultatif-national-dethique-du-15-juin-2017-sur-les-demandes-societales-de-recours-a-lassistance-medicale-a-la-procreation-amp/.

[3] Hervada, *Introduction critique au droit naturel*, 122.

l'affirmation pour laquelle on subirait une inégalité par l'empêchement d'accès à l'AMP est erronée[1] puisque les couples hétérosexuels qui ne souffrent pas d'infertilité/stérilité n'ont pas droit à l'AMP et ne connaissent donc aucune inégalité. Dans ce cas, les couples de femmes ou les femmes seules ne connaissent pas non plus d'inégalités.

En plus, cette ouverture d'accès à l'AMP, au nom de la justice et de l'égalité, seulement pour le « couple formé [...] de deux femmes ou toute femme non mariée », ne fait que creuser le fossé d'inégalité entre les femmes et les hommes. La parité de genre se trouve remplacée par le pouvoir d'un féminisme qui revendique de nouvelles législations au nom de l'égalité. S'agit-il d'une vraie égalité ?

Auparavant, le pivot était un couple homme-femme avec la condition de l'infertilité médicalement diagnostiquée. La nouvelle loi indique clairement ceci : « Tout couple formé d'un homme et d'une femme ou de deux femmes ou toute femme non mariée. » Les seules personnes autorisées à accéder à l'AMP ne sont finalement que des « femmes » comme si faire des enfants n'est qu'une affaire féminine et comme si l'AMP se transforme en un vecteur causant la mort des hommes[2]. Si je pousse la réflexion un peu plus loin : qu'en est-il des hommes célibataires qui souhaitent avoir un enfant ? Qu'en est-il des couples d'hommes homosexuels qui voudraient être parents ? Ouvrirait-on ensuite la possibilité d'accéder à la GPA ?

Certes, la GPA pose de nombreux problèmes éthico-juridiques. Mais dans le cadre de cette confrontation entre

---

1 Aude Mirkovic, *La PMA : un enjeu de société. Va-t-on enfin prendre les droits de l'enfant au sérieux ?* (Paris: Artège, 2018), 122.

2 Aline Cheynet de Breaupré, « De la révision de la bioéthique à la réforme de la filiation : discriminations et incohérences », in *L'intérêt supérieur de l'enfant* (Paris: Pierre Téqui, 2019), 277-78.

AMP et GPA, un point retient mon attention : il me paraît que la disparité ne trouve pas seulement sa raison d'être dans le principe d'indisponibilité du corps humain[1] mais aussi dans celui de l'accouchement. L'indisponibilité du corps humain est exprimée dans l'art. 16-7 du CC « toute convention portant sur la procréation ou la gestation pour autrui est nulle. » Il en résulte deux déclinaisons : la GPA ne peut pas être commerciale et même si elle est « gratuite[2] », elle touche au principe de « l'indisponibilité de l'état des personnes[3] » à travers l'abandon de l'enfant à sa naissance. En revanche, selon l'art. 342-11 et l'art. 311-25 du CC, la femme qui accouche est la mère de l'enfant[4] et la filiation est établie par la désignation de la mère dans l'acte de naissance. Si la GPA est autorisée, cela impliquerait obligatoirement que la gestante soit la mère alors que le but de la GPA est l'utilisation ou la « location » de l'utérus de la gestante sans aucun établissement d'un lien de maternité avec elle. Cela impliquerait également une modification radicale du tout le système juridique de la l'établissement de la maternité[5].

---

[1] Voir également : art. 6; art. 16-1 al. 3 et art. 16-5.

[2] La gratuité dans la GPA est problématique : il faut noter qu'il y a toujours de l'argent avancé à la gestatrice.

[3] Cass. ass. plén., 31 mai 1991, pourvoi n° 90-20.105, Bull. 1991.

[4] L'accouchement sous X ou l'accouchement anonymat fait exception à cette règle.

[5] En France, les deux éléments de la maternité sont : l'accouchement comme élément indispensable et la volonté d'être mère comme élément complémentaire à l'accouchement. La volonté peut s'exprimer également à travers la « possession d'état » (c'est-à-dire le comportement comme une mère à l'égard de l'enfant) « constatée par un acte de notoriété » (art. 310-1, 310-3, 311-1).

Qu'il s'agisse de l'AMP pour toutes ou de la GPA, la question du fond demeure la même : une parentalité qui réclame le droit à l'enfant.

2.2. Parentalité et droit à l'enfant

Dans une société où le phénomène d'individuation s'installe de plus en plus, le fait d'avoir un enfant est considéré comme un bien exprimé par un désir dont l'accomplissement requiert la justice. Or le « désir d'un enfant » ne peut pas être synonyme du « droit à l'enfant ». Certains ont poussé cette interprétation en faveur d'un tel droit en affirmant qu'il relève du droit à la liberté de procréer et le droit à la vie privée. Or le droit à la vie privée ne mentionne pas explicitement le droit à la procréation. Dans son avis du 18 juillet 2019, le Conseil d'État précise ce qui suit :

> « Ni le fait que l'adoption soit déjà ouverte aux couples de femmes et aux personnes seules, ni le droit au respect de la vie privée, ni la liberté de procréer, pas plus que l'interdiction des discriminations ou le principe d'égalité n'imposent l'ouverture de l'AMP. Le Conseil d'Etat précise à cet égard que la notion de 'droit à l'enfant' n'ayant pas de consistance juridique, l'enfant étant un sujet de droit et non l'objet du droit d'un tiers, aucune atteinte au principe d'égalité ne peut être invoquée sur ce terrain[1]. »

Par ailleurs, la CIDE adoptée le 20 novembre 1989, n'approuve pas un tel droit. L'enfant est et demeure un sujet de protection et non pas un objet de désir. Dans le

---

[1] Conseil d'État, « Avis sur un projet de loi relatif à la bioéthique », 18 juillet 2019, https://www.conseil-etat.fr/ressources/avis-aux-pouvoirs-publics/derniers-avis-publies/avis-sur-un-projet-de-loi-relatif-a-la-bioethique.

préambule, la CIDE reprend le texte de la DDE[1] de 20 novembre 1959, pour insister sur la protection de l'enfant avant même sa naissance :

> « L'enfant, en raison de son manque de maturité physique et intellectuelle, a besoin d'une protection spéciale et de soins spéciaux, notamment d'une protection juridique appropriée, avant comme après la naissance[2]. »

Si la protection de l'enfant – même avant sa naissance – est un devoir, la pratique de la procréatique en vue d'assouvir ce désir de la parentalité et de l'enfant désiré, semble ne pas assurer cette protection notamment avec le risque de l'eugénisme[3] qu'elle pourrait parcourir.

3. Parentalité et égale dignité

L'AMP pour toutes ne se trouvent pas en harmonie ni avec la justice sociale distributive ni avec l'égalité des sexes. Qu'en est-il de l'égale dignité qui doit exister entre parent et enfant ?

3.1. La parentalité eugénique : du désir d'enfant à l'enfant du désir

Le désir de parentalité se traduit par le désir d'enfant. Or la notion de l'« enfant désiré » est paradoxale : d'une part,

---

[1] « Déclaration des droits de l'enfant » (1959), https://www.humanium.org/fr/normes/declaration-1959/texte-integral-declaration-droits-enfant-1959/.

[2] UNICEF, « Convention internationale des droits de l'enfant » (1989), https://www.unicef.fr/sites/default/files/convention-des-droits-de-lenfant.pdf.

[3] En bioéthique, l'eugénisme est considéré comme l'ensemble des méthodes scientifiques (biologique ou génétique) qui visent à améliorer l'espèce humaine soit en limitant la reproduction des individus – ou en les supprimant – porteurs de caractères jugés défavorables (eugénisme négatif), soit en promouvant ceux qui portent des caractères jugés favorables (eugénisme positif).

elle est l'expression du fait qu'on passe du désir d'enfant à tout prix à l'enfant choisi selon les désirs des parents[1], un « enfant du désir[2] » ; d'autre part, cette notion cache une ambiguïté, celle de l'élimination des enfants « non désirés[3] ». Ce que je dénomme une « parentalité eugénique ». Cette dernière s'exerce axiologiquement sur deux niveaux : biologique que je qualifie d'horizontal et généalogique que je qualifie de vertical.

a) Au niveau horizontal, l'AMP devient une « construction juridique de la nature[4] » en réifiant[5] le futur-né. L'enfant devient l'œuvre d'une architecture d'ingénierie génétique. C'est ainsi que le droit à la parentalité par le moyen de la procréatique se heurte à la grande question du DPI pour décider quel embryon faut-il implanter. Ce dernier est traité comme une propriété, un objet de commerce soumis à des conditions de qualités exercées par le DPI : contrôle de la santé de l'enfant par le choix des gamètes, le tri des embryons in vitro, la « qualité de vie » qui prend place de « la vie » au sens propre du terme. Certes, l'enfant est toujours désiré ; mais il est désiré pour répondre aux désirs de ses parents. C'est ainsi que la pratique eugénique dans ce

---

1 Folscheid, *Made in Labo...*, 129.

2 Gauchet, *Il figlio del desiderio. Una rivoluzione antropologica*, 6.

3 Benoît Bayle ajoute deux autres ambiguïtés : a) l'enfant serait mieux accueilli, plus aimé ; b) l'enfant est planifié et programmé avec un agenda et un « prix à payer ».

Cf. Benoît Bayle, « L'enfant désiré, la parentalité et la procréatique », *Dialogue* 199, nº 1 (11 mars 2013): 86-87, https://www.cairn.info/revue-dialogue-2013-1-page-85.htm.

4 Iacub, *Le crime était presque sexuel...*, 221-22.

5 Chosifiant ou donnant un caractère d'une chose à l'enfant.

domaine de l'AMP pour toutes pourrait être positive ou négative.

Dans l'eugénisme positif, on impose une qualité au futur-né ; qualité qui pourrait être lourde psychologiquement, socialement et physiquement comme ce couple de femmes lesbiennes qui voulait que leur enfant soit sourd comme elles[1] ; ou comme cet autre couple de femmes lesbiennes caucasiennes qui désirait « trouver un donneur [de sperme] avec des traits génétiques similaires aux deux ». Malheureusement pour elles, la banque de spermes s'est trompée et la petite fille est née métisse[2]. On passe ainsi du désir d'enfant au désir du gène[3].

La pratique de ce type d'eugénisme est, jusqu'à présent, prohibée en France. Toutefois, la pratique du « bébé-médicament » est autorisée depuis la loi 6 août 2004[4]. Ainsi,

---

1 David Teather, « Lesbian Couple Have Deaf Baby by Choice », *The Guardian*, 8 avril 2002, sect. World news, https://www.theguardian.com/world/2002/apr/08/davidteather.

2 Matthew McKnight, « The Ohio Sperm-Bank Controversy: A New Case for Reparations? », *The New Yorker*, 14 octobre 2014, http://www.newyorker.com/news/news-desk/ohio-sperm-bank-controversy-new-case-reparations.

3 Cf. J. TESTART, *Le Désir du gène*, Flammarion, Paris 1994.

4 La loi n° 2004-800 du 6 août 2004 relative à la bioéthique a légalisé cette pratique à titre expérimental. Depuis la loi n° 2011-814 du 7 juillet 2011 relative à la bioéthique, elle a été pérennisée. L'art. L. 2131-4-1 du CSP précise les conditions d'accès à cette pratique :

« - Le couple ou la femme non mariée a donné naissance à un enfant atteint d'une maladie génétique entraînant la mort dès les premières années de la vie et reconnue comme incurable au moment du diagnostic ;

-le pronostic vital de cet enfant peut être amélioré, de façon décisive, par l'application sur celui-ci d'une thérapeutique ne portant pas atteinte à l'intégrité du corps de l'enfant né du transfert de l'embryon in utero [...] ;

on favorise la conception d'un enfant et sa naissance à partir d'une recherche de compatibilité pour effectuer des dons de produits ou d'éléments de son corps, dons destinés à son frère ou sa sœur. D'où une double atteinte à la dignité : eugénisme, l'enfant est désiré pour ses qualités ; et instrumentalisation, l'enfant est désiré pour sa finalité thérapeutique. Il est ainsi « un enfant du double espoir[1]. »

Quant à l'eugénisme négatif, on cherche à éradiquer les caractères jugés négatifs chez un enfant, comme la trisomie 21[2]. La qualité d'une personne humaine dépend-elle de la

---

-le diagnostic mentionné au premier alinéa a pour seuls objets de rechercher la maladie génétique ainsi que les moyens de la prévenir et de la traiter, d'une part, et de permettre l'application de la thérapeutique mentionnée au troisième alinéa, d'autre part. »

[1] Jean-René Binet, « L'enfant au risque de la bioéthique », in *L'intérêt supérieur de l'enfant* (Paris: Pierre Téqui, 2019), 99.

[2] À ce jour, le DPI en France est bien encadré par la loi dans l'art. L. 2131-4 du CSP. Les conditions pour y accéder sont les suivantes :

« - Le diagnostic ne peut être effectué que lorsqu'a été préalablement et précisément identifiée, chez l'un des parents ou l'un de ses ascendants immédiats dans le cas d'une maladie gravement invalidante, à révélation tardive et mettant prématurément en jeu le pronostic vital, l'anomalie ou les anomalies responsables d'une telle maladie.

- Les deux membres du couple ou la femme non mariée expriment par écrit leur consentement à la réalisation du diagnostic.

- Le diagnostic ne peut avoir d'autre objet que de rechercher cette affection ainsi que les moyens de la prévenir et de la traiter. »

Toutefois, il faut noter que lors de l'examen du projet de la loi bioéthique actuelle, il y a eu une proposition, dans l'art. 19 bis, afin d'autoriser le DPI-A (diagnostic préimplantatoire des aneuploïdies. L'aneuploïdie est un caractère des cellules qui ne possèdent pas le nombre normal de chromosomes, comme dans

qualité de ses gènes ? Est-ce qu'il y a une vie qui ne mériterait pas d'être vécue[1] ? En outre, ce phénomène de tri d'embryons pose un autre problème éthique, celui de la destruction des embryons jugés « non conformes » à la demande. Selon l'art. 16-4 du CC, il est clair que « nul ne peut porter atteinte à l'intégrité de l'espèce humaine. Toute pratique eugénique tendant à l'organisation de la sélection des personnes est interdite. » Mais est-ce concrètement le cas ?

b) Quant au niveau vertical, l'être prénatal n'est plus l'auteur de sa biographie personnelle[2] en tant que membre d'une lignée généalogique. La parentalité eugénique remplace « la dignité de la lignée par la qualité du produit[3]. » La réification de l'enfant à naître exerce un pouvoir inégalitaire des ascendants sur les descendants en supprimant l'égale dignité dans la naissance entre les deux parties. Les paroles de Jürgen Habermas sont si explicites et claires :

> « En grandissant la personne peut, sans nul doute, soumettre son histoire personnelle à un jugement critique et à une révision rétrospective. [...] Ce à quoi nous avons désormais accès, c'est autre chose. [...] Dès l'instant où, un jour, des adultes considéraient l'équipement génétique [...] comme un produit, [...] ils exerceraient par rapport à ce

---

le cas de la trisomie 21). Cette proposition a été rejetée suite aux nombreux amendements déposés par les députés.

Cf. « Bioéthique - Amendements sur le texte n°3181 », Assemblée nationale, 2020, https://www.assemblee-nationale.fr/dyn/15/amendements/3181/AN/1763.

[1] Cf. Arrêt Perruche sur le préjudice d'être né.

Cass. ass. plén., 17 novembre 2000, pourvoi n° 99-13.701, Bull. 2000 (Cassation).

[2] Folscheid, *Made in Labo...*, 142.

[3] Folscheid, 130.

> 'produit' génétiquement manipulé une forme d'intervention par prise de disposition qui constituerait un empiètement dans les fondements somatiques de la relation spontanée à soi et à de la liberté éthique d'une autre personne[1]. »

Même si l'enfant à naître n'est pas considéré comme une personne, son inscription dans une généalogie future lui donne ce trait principal. C'est ainsi que, pour Jürgen Habermas, un telle possibilité – manipuler le matériel génétique d'un enfant – accorde à celui qui la pratique directement (les scientifiques) ou indirectement (les parents) un pouvoir qui ne peut être exercé que sur les choses et jamais sur des personnes. Un tel pouvoir constitue ce que Jürgen Habermas qualifie implicitement par une dépendance généalogique unilatérale. Cette dernière se diffère de la dépendance généalogique, je dirais « ordinaire », qui se caractérise par une « réciprocité habituelle entre égaux de naissance », selon les paroles de Jürgen Habermas. En conséquence, dans ce type d'eugénisme,

> « celui qui est à l'origine du programme dispose [...] sans avoir supputé de manière justifiée le moindre consentement, du matériel génétique d'une autre personne dans l'intention paternaliste de mettre sur les bons rails la biographie de cette autre personne, qui dépendra de cette intention[2]. »

Cette intention, soi-disant bonne ou pour la bonne cause, s'incarne génétiquement en figeant l'enfant à naître dans une histoire qui n'est pas la sienne.

L'égale dignité dans la naissance et l'égale dignité dans l'appartenance généalogique sont écartées dans le jeu

---

[1] Jürgen Habermas, *L'avenir de la nature humaine: Vers un eugénisme libéral ?*, trad. par Christian Bouchindhomme (Paris: Gallimard, 2015), 26.

[2] Habermas, 98.

architectural procréatif. Mais cette éradication ne s'arrête pas à ce niveau.

3.2. La parentalité meurtrière

Les embryons « surnuméraires » et congelés résultant d'une FIV constituent une autre question cruciale d'ordre éthico-juridique.

Le statut juridique de l'embryon n'est pas défini en France ; c'est pourquoi sa protection[1] n'est pas toujours assurée puisqu'elle dépend du statut qui lui est attribué selon les diverses positions[2]. Toutefois, même in vitro, il n'y a aucun doute que l'embryon ait ce caractère humain inhérent à sa nature[3].

---

[1] Dans un article récent, j'ai mis en relief cette contradiction de protection juridique de l'embryon/fœtus par rapport à celle accordée à l'animal.

Maroun Badr, « La sensibilité à la douleur : de l'éthique animale à l'éthique fœtale humaine. Un défi pour un statut juridique du fœtus en France », *Medicina e Morale* 71, n° 1 (14 avril 2022): 79-94, https://doi.org/10.4081/mem.2022.1201.

[2] Cf. P. CASPAR, *La saisie du zygote humain par l'esprit*, Pierre Zech, Paris; Namur 1987; E. DHONTE-ISNARD, *L'embryon humain in vitro et le droit*, L'Harmattan, Paris 2004; P. IDE, *Le zygote est-il une personne humaine ?*, Pierre Téqui, Paris 2005; A. MIRKOVIC, *La PMA : un enjeu de société...*; P. D'ORNELLAS, COLLECTIF, *L'Embryon. Problèmes de bioéthique : le statut ontologique et éthique de l'embryon*, Parole et Silence, Paris 2009Parole et Silence; O. SARTON, *PMA : ce qu'on ne vous dit pas...*

[3] Sgreccia, *Manuel de bioéthique, Vol. 1...*, 461-70; Jérôme Leborne, « L'embryon et le fœtus, entre personne et chose, entre science et droit : des protections d'intérêts », *Revue générale du droit on line*, n° 51180 (2020), www.revuegeneraledudroit.eu/?p=51180; Justo Aznar, « The Status of Human Embryo According to Michael Sandel », *Therapeia* 4 (2012), https://www.academia.edu/12958822/The_status_of_human_embryo_according_with_Michael_Sandel.

Or, congeler les embryons marque une rupture spatio-temporelle dans son statut. Rupture temporelle, parce qu'il se trouve dans une zone intermédiaire[1] où ni la vie ni la mort n'existent. Rupture spatiale, parce la parentalité à son égard est figée dans un choix décisif de ceux qui l'ont « désiré ». Cette double rupture et l'éventuel non-désir de le garder menacent l'embryon dans son existence quand il est voué à être utilisé pour la recherche ; il est menacé par le meurtre, par l'infanticide[2] voire par l'assassinat[3].

D'où la question : « est-il légitime, moralement et éthiquement parlant de produire un enfant qui ne serait pas considéré comme une fin en soi, mais sélectionné pour servir à un autre […] au prix, de toute façon, de l'élimination des embryons ?[4] ».

4. Conclusions

À la lumière de ce qui précède, je conclus ce chapitre par deux points :

a) L'égalité juridique dans la parentalité ne peut pas être identifiée à une égalité mathématique et arithmétique réduisant l'être humain à un mode de fonctionnement quantitatif. Se transformer en un système de distribution quantitative des « choses », le droit positif – supposé comme Loi universelle - fait disparaître le droit en tant que bien commun. « Il ne suffit pas de proclamer l'égalité pour qu'elle existe. […] sa consécration par le Droit communautaire a principalement

[1] Flavigny, *Et si ma femme était mon père ?...*, 195.

[2] Flavigny, 192.

[3] Francis Kaplan, *L'embryon est-il un être vivant ?* (Paris: Editions du Félin, 2008).

[4] Folscheid, *Made in Labo...*, 146.

servi à justifier la suppression des règles qui protégeaient la vie familiale[1]. »

b) Fonder le droit sur la Science biologique, au nom de « tout est possible » relève d'un fondamentalisme juridique : le scientisme. Au nom de la (d'une) Science, on élimine le sujet de droit en s'enfermant dans une pensée totalitaire[2]. À ce propos, Alain Supiot n'hésite pas à rappeler que « la référence politique à de prétendues lois scientifiques implique ainsi la liquidation de la fonction anthropologique des lois positives[3]. » Le droit doit humaniser la technique en protégeant l'homme de la dangerosité de cette dernière. Il paraît qu'avec le droit positif en cours, on transpose le normatif sur la technique. *Or tout ce qui est techniquement possible ne doit pas devenir juridiquement permis.*

---

1 Alain Supiot, *Homo juridicus. Essai sur la fonction anthropologique du Droit* (Paris: Points, 2009), 315-16.

2 Hannah Arendt, *Le système totalitaire. Les origines du totalitarisme* (Paris: Points, 2005).

3 Supiot, *Homo juridicus*..., 107.

II - LA FILIATION AU PRISME DE L'UNI-TOTALITÉ

La filiation est définie traditionnellement comme étant « le lien juridique qui unit l'enfant à sa mère et à son père[1]. » Par conséquent, la filiation maternelle désigne le lien entre l'enfant et sa mère, la filiation paternelle désigne le lien entre l'enfant et son père. Selon la définition du Dalloz – une édition spécialisée dans le droit et l'actualité juridique – la filiation « désigne le lien juridique qui unit un enfant à ses parents, biologiques ou non, ou à l'un d'entre eux[2]. »

De ce fait même, la filiation se joue entre les deux cordes du biologique et du volontaire. Pour l'établir, on recourt en partie à l'artifice technique juridique de la « fiction » dans laquelle on « fait comme si », on suppose un fait qui est contraire à la réalité afin d'obtenir les mêmes conséquences et effets juridiques, à savoir l'autorité parentale et l'obligation d'entretien des parents à l'égard des enfants.

D'où la problématique suivante : la filiation par fiction peut-elle se passer du biologique en se reposant seulement sur le volontaire à travers ses divers modes d'établissement (partie 1) sans poser des enjeux éthiques (partie 2) ?

---

1 Renée Joyal, « Parenté, parentalité et filiation. Des questions cruciales pour l'avenir de nos enfants et de nos sociétés », *Enfances, Familles, Générations*, nº 5 (2006): 1-16, https://doi.org/10.7202/015778ar.

2 « Filiation - Fiches d'orientation - décembre 2021 », Dalloz, décembre 2021, https://www.dalloz.fr/documentation/Document?id=DZ%2FOASIS%2F000476.

1. Les modes d'établissement de la filiation

Le droit français reconnaît deux principaux types de filiation : la filiation résultant d'une procréation naturelle[1] et la filiation adoptive. On y rajoute, la filiation issue de la GPA[2] et la filiation issue de l'AMP. C'est cette dernière qui nous intéresse dans les pages suivantes.

En plus, le droit français reconnaît deux interdictions quant à la filiation. D'une part, est interdit le double lien de filiation lorsque l'enfant est issu d'un inceste. Selon l'art. 310-2 du CC[3], la filiation ne pourrait être établie qu'à l'égard de la

---

[1] Avant, on distinguait entre filiation légitime (enfant issu d'un couple marié) et filiation naturelle (simple : enfant issu d'un couple non marié ; adultérine : enfant issu d'un couple non marié mais dont l'un des deux est marié avec une autre personne). Depuis l'ordonnance n° 2005-759 du 4 juillet 2005, la distinction entre filiation légitime et filiation naturelle a été abolie suite au principe d'égalité des enfants consacrée par la loi n° 2001-1135 du 3 décembre 2001.

[2] La GPA est jusqu'à présent interdite en France. Toutefois, la Cour de cassation du 4 octobre 2019 a admis la transcription en France d'un acte de naissance étranger désignant la mère d'intention comme valable.

Cf. Cass. ass. plén., 4 octobre 2019, pourvoi n° 10-19.053, Bull. 2019, X (Cassation sans renvoi).

Depuis la loi du 2 août 2021, l'art. 47 du CC a été modifié en limitant la filiation des enfants nés par GPA à l'étranger au seul parent biologique. Le second parent, dit « d'intention » doit passer par la procédure de l'adoption.

[3] « S'il existe entre les père et mère de l'enfant un des empêchements à mariage prévus par les articles 161 [en ligne directe, le mariage est prohibé entre tous les ascendants et descendants et les alliés dans la même ligne] et 162 [en ligne collatérale, le mariage est prohibé, entre le frère et la sœur, entre frères et entre sœurs] pour cause de parenté, la filiation étant déjà établie à l'égard de l'un, il est interdit d'établir la filiation à l'égard de l'autre par quelque moyen que ce soit. »

mère ou du père, mais jamais les deux[1]. D'autre part, l'art. 320 du CC affirme ce qui suit : « tant qu'elle n'a pas été contestée en justice, la filiation légalement établie fait obstacle à l'établissement d'une autre filiation qui la contredirait. » En effet, un lien de filiation ne peut pas être établi à l'égard d'un enfant qui est déjà lié par un autre lien de filiation du même côté. Pour le faire, il faut que le premier soit anéanti par une action de justice avant l'établissement du second. C'est ce qu'on appelle le principe chronologique qui évite les conflits de filiation.

Ceci dit, il existe deux catégories de mode d'établissement de la filiation : les modes contentieux qui nécessitent une action en justice, comme le cas de la recherche de maternité et de paternité (je ne m'arrêterai pas sur ce mode) ; et les modes non contentieux qui ne nécessitent pas d'action en justice. Avant la loi de bioéthique 2021, cette catégorie reconnaissait 3 modes d'établissement de filiation auxquels s'est ajouté un quatrième.

1.1. Reconnaissance par l'effet de la loi

Se basant sur le principe « est mère celle qui accouche » (CC., art. 342-11 et art. 311-25), la filiation maternelle est établie par désignation comme « mère » dans l'acte de naissance de l'enfant[2] (CC., art. 311-25). La filiation

---

[1] Voir *infra* p. 70, le cas de Jeanine Salomone.

[2] Depuis la loi du 8 janvier 1993, cette filiation se trouve supprimée par l'accouchement sous X avec un droit au secret : « lors de l'accouchement, la mère peut demander que le secret de son admission et de son identité soit préservé » (CC., art. 141-1). Ainsi, une femme peut accoucher anonymement que ce soit dans un établissement public (hôpital) ou privé (clinique). Avec la loi du 2 août 2021, la mère a la liberté de laisser des renseignements non identifiants et/ou de laisser son identité sous pli fermé à l'intention de l'enfant. Ce pli sera ouvert seulement dans le cas où l'enfant le réclame.

paternelle est établie par le principe de présomption de paternité si l'enfant est « conçu ou né pendant le mariage » (CC., art. 312). La présomption de paternité peut être écartée pour diverses raisons[1], mais rétablie si le père reconnaît l'enfant (CC., art. 316) ou à travers la possession d'état à l'égard du mari si l'enfant « n'a pas une filiation paternelle déjà établie à l'égard d'un tiers » (CC., art. 314).

1.2. Reconnaissance volontaire

La filiation paternelle ou maternelle pourrait être établie par une reconnaissance volontaire quand l'enfant est né de parents non mariés (CC., art. 316). À noter que la reconnaissance peut ne pas correspondre à la réalité biologique.

1.3. Possession d'état

Quant à la possession d'état, se basant sur la vérité sociologique et affective, elle s'établit à travers des divers faits[2] réunis qui « révèlent le lien de filiation et de parenté

---

[1] Ce principe de présomption de paternité est écarté « lorsque l'acte de naissance de l'enfant ne désigne pas le mari en qualité de père. Elle est encore écartée lorsque l'enfant est né plus de trois cents jours après l'introduction de la demande en divorce ou en séparation de corps ou après le dépôt au rang des minutes d'un notaire de la convention réglant l'ensemble des conséquences du divorce, et moins de cent quatre-vingts jours depuis le rejet définitif de la demande ou la réconciliation. » (CC., art. 313)

[2] « Les principaux de ces faits sont : 1° Que cette personne a été traitée par celui ou ceux dont on la dit issue comme leur enfant et qu'elle-même les a traités comme son ou ses parents ; 2° Que ceux-ci ont, en cette qualité, pourvu à son éducation, à son entretien ou à son installation ; 3° Que cette personne est reconnue comme leur enfant, dans la société et par la famille ; 4° Qu'elle est considérée comme telle par l'autorité publique ; 5° Qu'elle porte le nom de celui ou ceux dont on la dit issue » (CC., art. 311-1).

entre une personne et la famille à laquelle elle est dite appartenir. [...] *Elle* doit être continue, paisible, publique et non équivoque » (CC., art. 311-1 et 311-2).

Ces trois modes d'établissement de la filiation s'appliquent à un enfant né d'une AMP réservée jusqu'en 2021 aux seuls couples hétérosexuels avec une infertilité médicalement diagnostiquée. On peut en tirer les éléments suivants :

a) Si la filiation est un reflet d'une réalité biologique, elle ne l'est pas toujours. D'où le rôle du principe de la « fiction » ;
b) L'accouchement crée la filiation maternelle naturelle ;
c) La filiation paternelle se voit contractuelle puisqu'elle ne tient pas à la vérité biologique; raison pour laquelle elle est tellement fragile et facile à contester ;
d) Comme l'écrivit Caroline Siffrein-Blanc, « ce n'est pas tant la recherche de la vérité qui est l'essentiel que la création d'un ensemble de règles qui maintiennent la cohésion sociale[1]. »

Ainsi, aux yeux de la société, le parent devient celui qui va se comporter comme tel, alors qu'aucun lien biologique n'existe entre lui et l'enfant. Ces fictions juridiques ont pris plus d'ampleur avec la loi de bioéthique 2021 qui a autorisé l'accès à l'AMP (assistance médicale à la procréation) par toutes les femmes et qui a conduit à la modification en partie des dispositions du CC, du CSP, du CASF et du CSS. Avec cette nouvelle loi, naît un quatrième mode d'établissement de la filiation.

---

1 Caroline Siffrein-Blanc, « Le contentieux de la parenté encadré par une éthique de responsabilité », in *La parenté en droit civil français : Étude critique*, Droit privé (Aix-en-Provence: Presses universitaires d'Aix-Marseille, 2015), 361-409, http://books.openedition.org/puam/665.

1.4. Reconnaissance conjointe

Avant la loi du 2 août 2021, la filiation dans un couple de femmes passait par le procédé de l'adoption intrafamiliale. Les deux femmes doivent être mariées. La première qui accouche est seule désignée comme mère ; la seconde adopte[1] l'enfant de la première. Ce procédé était évidemment compliqué et onéreux.

Avec l'ouverture d'accès à l'AMP pour toutes, la donne a changé avec le 4ème mode d'établissement de filiation instauré dans la nouvelle loi : « la reconnaissance conjointe d'un enfant dans un couple de femmes[2] » (CC., art. 342-10, 342-11 et 342-12). Quatre éléments ressortent de ce nouveau mode :

a) Le mariage n'est plus une condition ;
b) La filiation adoptive n'est plus prise en considération ;
c) Les deux femmes sont désignées comme « mère », celle qui accouche selon la désignation dans l'acte de naissance conformément à l'art. 311-25 du CC et la seconde par une reconnaissance conjointe anticipée devant un notaire. C'est ainsi qu'une double filiation maternelle est désormais possible à égalité des

---

[1] L'avis de la Cour de cassation du 22 septembre 2014 a rendu accepté par tous les tribunaux l'adoption de l'enfant par l'épouse de la mère.

Cf. Cass., Cour de cassation saisie pour avis, 22 septembre 2014, pourvoi n° 14-70.006, Bull. 2014, Avis n° 6 (Avis sur saisine).

[2] Concernant une femme célibataire, l'établissement de la filiation pour la branche vacante passe, pour une femme par adoption, et pour un homme soit par reconnaissance, soit par possession d'état, soit par adoption.

droits et d'obligations pour toutes les deux mères. C'est ce qu'on appelle la comaternité[1].

d) « L'enfant pourra, s'il le souhaite, accéder à sa majorité aux données non identifiantes[2] et à l'identité de ce tiers donneur. »

Pour la première fois dans le système juridique français, on reconnaît à l'enfant – avec inscription dans son acte de naissance – deux mères. Ceci n'a pas manqué de susciter des réactions et de relever des enjeux éthico-juridiques.

2. Les enjeux

Un tel changement dans le droit de la famille pourrait être considéré comme radical puisqu'il touche à ce qui structure la société : les liens entre ascendants et descendants.

2.1. La fiction désincarnée

Un des premiers enjeux de la reconnaissance conjointe de la filiation est le détournement du principe de la fiction juridique. En effet, dans les questions relatives à la filiation, la fiction avait pour but principal de combler le vide parental, d'associer ce qui était dissocié par ce vide à travers le processus de l'adoption d'un enfant dont les parents sont décédés ou dont ils ne l'ont pas reconnu. Ainsi, par la fiction, on crée ce cadre parental en faisant comme si les parents adoptifs sont les vrais parents. Ce même processus

---

1 Marie Cresp, « La comaternité en droit français », Diffusion d'une veille juridique accessible à tous, Actu-juridique, 16 avril 2018, https://www.actu-juridique.fr/civil/la-comaternite-en-droit-francais/.

2 L'art. L. 2143-3 du CSP précise que les données non identifiantes du donneur sont les suivantes :

« 1° Leur âge ; 2° Leur état général tel qu'elles le décrivent au moment du don ; 3° Leurs caractéristiques physiques ; 4° Leur situation familiale et professionnelle ; 5° Leur pays de naissance ; 6° Les motivations de leur don, rédigées par leurs soins. »

de fiction s'appliquait à l'AMP pour les couples hétérosexuels avec un tiers donneur dans laquelle le droit commun de la filiation s'applique : par présomption de paternité si le couple est marié, présomption résultant du consentement (CC., art. 311-20) donné à l'AMP ou par reconnaissance ou possession d'état si le couple n'est pas marié prend effet comme reconnaissance de l'enfant à naître.

Or, il ne faut pas oublier que la pierre angulaire de cette fiction dans l'adoption et dans l'AMP pour un couple hétérosexuel est le fait suivant : la fiction n'a pas de valeur si elle ne se réfère pas à une réalité existante ; cette réalité s'incarne dans le modèle naturel universel dans lequel l'enfant ne peut provenir que d'un homme et d'une femme. Cette réalité n'était pas cachée, seule l'identité des parents d'origine[1] dans le cas de l'adoption plénière et du donateur pourrait être cachée (CC., art. 342-9).

Par la reconnaissance conjointe, la fiction juridique est poussée à l'extrême ; d'une « fiction réelle », elle passe à une « fiction désincarnée[2] » en désincarnant la filiation de la réalité existante. Elle provient avant l'existence même de l'enfant alors que dans le cas de l'adoption, elle se situe dans le réel et prend son effet suite à l'existence de l'enfant. Ceci dit, il faut noter que ce détournement du principe de la fiction ne date pas de la loi du 2 août 2021. La rupture avec la réalité date plus exactement de la loi n° 2013-404 du 17 mai 2013, qui au nom de l'égalité, a ouvert le mariage aux couples de personnes de même sexe et le droit à l'adoption. Mais la particularité de la loi de 2021 réside dans le fait de la création d'un statut juridique de deux mères pour un enfant ; ce qui constitue un changement radical dans la conception de la famille.

---

[1] Voir *sopra* p. 55, note bas de page n. 2, sur l'accouchement sous X.

[2] « Fiction réelle » et « fiction désincarnée », deux néologismes créés dans ce contexte de l'AMP pour toutes.

2.2. La structure familiale

La famille ne connaît pas un seul modèle mais il est universellement admis que le modèle familial basé sur des liens de filiations résultant d'un mariage entre un homme et une femme constitue la base fondamentale de la société ; c'est ce qui est exprimé par la famille traditionnelle ou la famille naturelle. En conséquence, la naturalité de la famille pourrait être considérée soit d'un point de vue authentique, soit d'un point de vue réductionniste biologique, émotionnel et passionnel. Sans faire une étude historique des modèles familiaux, il est important de rappeler la pensée de ces deux points de vue.

Le premier considère que la famille traditionnelle est naturelle et est la base de la société. Cette naturalité provient du fait que la famille :

a) répond aux inclinations[1] naturelles inscrites dans l'être humain à savoir le bien, la conservation de l'être, la connaissance de la vérité, la vie en société, la sexualité ;
b) répond aux exigences anthropologiques de complémentarité sexuelle et de la procréation[2] ;

---

[1] Thomas D'Aquin, *Somme théologique I-II* (Paris: Le Cerf, 1984) q. 94, a. 2; Servais-theodore Pinckaers, *Les sources de la morale chrétienne. Sa méthode, son contenu, son histoire* (Paris: Le Cerf, 2007), 410-14.

[2] Drioux, *La Somme théologique de Saint Thomas. Traduite intégralement en français pour la première fois, avec des notes théologiques, historiques et philologiques* (Paris: E. Belin, 1854), 231, https://books.google.fr/books?id=XLm7o_IMRFgC&pg=PA231&lpg=PA231&dq=%22Le+mariage+est+naturel+de+la+sorte,+parce+que+la+raison+naturelle+y+porte+de+deux+mani%C3%A8res%22&source=bl&ots=MPPjGaiJWS&sig=ACfU3U0nun5L9bF6z9gr-Qm5nJe3yUBueA&hl=fr&sa=X&ved=2ahUKEwj6tPza3dr3AhVJ8IUKHQ8tAU0Q6AF6BAgEEAM#v=onepage&q=%22Le%20

c) constitue « une unité fondamentale de la société et milieu naturel pour la croissance et le bien-être de tous ses membres et en particulier des enfants[1] » lesquels ont un droit à « une vie familiale normale[2] », selon les recommandations du Conseil constitutionnel ;
d) introduit à travers le mariage un ordre dans le rapport entre les sexes et dans les rapports générationnels[3] ;
e) est antérieure à la société et à l'État qui sont composés des familles, par ce fait même, il existe une priorité historique et ontologique de la communauté familiale par rapport à la société politique d'où la nécessite que la seconde doit respecter et protéger juridiquement[4].

Le second courant réduit la naturalité au seul aspect biologique, un aspect qu'il faut dépasser pour suivre

---

mariage%20est%20naturel%20de%20la%20sorte%2C%20parce%20que%20la%20raison%20naturelle%20y%20porte%20de%20deux%20mani%C3%A8res%22&f=false.

[1] UNICEF, Convention internationale des droits de l'enfant, alinéa 5 du préambule.

[2] Cons. const., « 22 avril 1997, décision n° 97-389 DC, Loi portant diverses dispositions relatives à l'immigration », https://www.conseil-constitutionnel.fr/decision/1997/97389DC.htm.

[3] D'Agostino, *Famiglia, matrimoni, sessualità. Nuovi temi e nuovi problemi*, 36.

[4] Aristote, *Éthique à Nicomaque I*, 2021, http://remacle.org/bloodwolf/philosophes/Aristote/morale8.htm VIII, c. 12, 1162 a 6-8; Aristote, *Politique I*, 2021, http://remacle.org/bloodwolf/philosophes/Aristote/politique1.htm1252b et 1253b; Jean-Jacques Rousseau, *Du contrat social ou principes du droit politique* (Bibliothèque numérique romande, 2015), 8, https://ebooks-bnr.com/ebooks/pdf4/rousseau_du_contrat_social.pdf.

l'évolution de la société. Ainsi, à chaque changement de rapports sociaux ou économiques, il faut qu'il y ait un changement de l'idée de la famille, du mariage, de la morale sexuelle et des rapports entre les générations[1]. C'est le point de vue partagé par ceux qui réclament la fin du modèle matrimonial et souhaitent intégrer les nouveaux modèles familiaux en dehors de l'hétérosexualité. Il s'agit par exemple du rapport de la sociologue Irène Théry de 2014 qui voit une « émergence de *nouvelles valeurs familiales* accompagnant la métamorphose contemporaine de la filiation [...]. Les références ne sont plus les mêmes qu'au temps du mariage traditionnel[2]. » On peut citer également le rapport d'information sur la révision de la loi relative à la bioéthique, dit rapport « Touraine », du 15 janvier 2019 qui invite à « dépasser les limites biologiques de la procréation » afin de reconnaître « tous les modèles familiaux[3]. »

C'est ainsi que depuis la loi de 2013 et avec la loi de 2021, on dénote les grandes modifications dans la structure familiale, à savoir :

a) La famille n'est plus fondée sur le mariage et le mariage n'est plus un préalable pour constituer une famille ; ce qui marque une rupture importante dans la réflexion sur la filiation puisque le mariage qui unissait un homme et une

---

1 Aldo Rocco Vitale, « Famiglia e nuove genitorialità », in *Come olio di nardo. Il valore della famiglia nel mondo contemporaneo* (Roma: If Press, 2022), 293.

2 Irène Théry et Anne-Marie Leroyer, *Filiation, origines, parentalité. Le droit face aux nouvelles valeurs de responsabilité générationnelle* (Paris: Odile Jacob, 2014), 30.

3 Jean-Louis Touraine, « Rapport d'information sur la révision de la loi relative à la bioéthique », Rapport (Paris: Assemblée nationale, 15 janvier 2019), https://www.assemblee-nationale.fr/dyn/15/rapports/bioethique/l15b1572_rapport-information.

femme en associant deux lignées est remplacé par l'amour de deux individus qui ne représentent que leur personne[1]. Dans ce sens, Daniel Borillo explique qu'il existe deux dimensions de la famille[2]. Il y a la dimension horizontale relative à la vie du couple dans laquelle le mariage n'est pas un droit. Seul est garanti constitutionnellement le droit à la liberté individuelle (DDHC, art. 2 et 4) qui implique le mariage. Il y a la dimension verticale relative à la filiation et à l'autorité parentale, dimension qui au nom de l'égalité réclame l'accès à l'AMP et l'accès à la filiation adoptive et à la possession d'état.

b) « Le principe d'indissolubilité [...] s'est déplacé du mariage vers la filiation[3]. » La filiation est désormais l'axe d'un droit commun de la famille. Ce qui est sûr, comme le rappelle le rapport du comité international de Bioéthique, c'est que « la filiation juridique est bénéfique à l'enfant dans la mesure où elle établit des périmètres de responsabilité et d'obligation claires, facteur de stabilité durable ; elle est aussi bénéfique aux parents souhaitant obtenir des droits de garde ou de visite[4]. »

---

[1] François Singly (de), *Sociologie de la famille contemporaine*, 6ème (Paris: Armand Colin, 2017), 44.

[2] Daniel Borrillo, « Égalité de droits et critique de la norme familiale », *La Revue des droits de l'homme. Revue du Centre de recherches et d'études sur les droits fondamentaux*, n° 2 (1 décembre 2012), https://doi.org/10.4000/revdh.217.

[3] Théry et Leroyer, *Filiation, origines, parentalité*, 30.

[4] « Rapport du CIB sur la procréation... », 23.

c) La famille n'est plus fondée sur l'altérité à travers la différence : sexuelle[1], générationnelle et la différence tout court. D'où la réclamation à cesser de faire de la différence des sexes une condition *sine qua non* du droit au mariage mais de faire de la volonté la seule condition : une volonté qui ne connaît pas de sexe. À cette réclamation, Françoise Héritier n'a pas hésité à expliquer avec clarté :

« Il y a seulement deux sexes. Leur rencontre est nécessaire pour procréer et la procréation entraîne une succession de générations dont l'ordre naturel ne peut être inversé. […] En fait ces rapports naturels expriment […] la différence au sein des rapports masculin-féminin, parent-enfant, aîné-cadet. C'est ce matériel banal […] que manipule en tout temps et en tout lieu le travail symbolique de la parenté[2]. »

d) Par ailleurs, certaines familles homoparentales ont eu recours à la Conv. EDH[3] (1953) – notamment l'art. 8 sur le respect de la vie privée et familiale et l'art. 14 sur l'interdiction des discriminations fondées sur le sexe – afin de réclamer de fonder une famille et d'avoir un enfant. Or dans l'affaire E.B. c. France[4], la

---

1 Gérard Neyrand, « Mutations sociales et renversement des perspectives sur la parentalité », in *La pluriparentalité* (Paris: Presses Universitaires de France - PUF, 2001), 21-22.

2 Françoise Héritier, *Masculin/féminin I. La pensée de la différence* (Paris: Odile Jacob, 2012), 57.

3 « Convention de sauvegarde des droits de l'homme et des libertés fondamentales (Convention européenne des droits de l'homme) » (1953), https://www.echr.coe.int/documents/convention_fra.pdf.

4 CEDH, Arrêt du 22 janvier 2008, E.B. c. France, n° 43546/02.

CEDH a jugé que les dispositions de l'art. 8 « ne garantissent ni le droit de fonder une famille ni le droit d'adopter ; [...] ne protège pas le simple désir de fonder une famille ; il présuppose l'existence d'une famille, [...] voire au minimum d'une relation potentielle qui aurait pu se développer, par exemple, entre un père naturel et un enfant né hors mariage [...] d'une relation née d'un mariage non fictif, même si une vie familiale ne se trouvait pas encore pleinement établie » ; « d'une relation entre un père et son enfant légitime, même s'il s'est avéré des années après que celle-ci n'était pas fondée sur un lien biologique [...] ou encore d'une relation née d'une adoption légale et non fictive[1]. » Déjà, le Conseil d'État a affirmé en 1988 qu'il était nécessaire et important « de reconnaître, en tout enfant, comme une vocation naturelle et légitime, le bienfait d'avoir un père et une mère et d'être élevé par deux parents.[2] »

Ce bouleversement dans la structure et dans la compréhension de la famille provient, entre autres, de la ségrégation de la sexualité.

2.3. La ségrégation de la sexualité

Puisque le positivisme juridique trouve son fondement dans la séparation[3] entre l'« être », comme fait (comme

---

[1] CEDH, Arrêt du 24 janvier 2017, Paradiso et Campanelli c. Italie, n° 25358/12.

[2] Conseil d'État, *Science de la vie. De l'éthique au droit*, vol. 5, 4855 (Paris: La Documentation Française, 1988), 57.

[3] Hans Kelsen, *Hauptprobleme der Staatsrechtslehre entwickelt aus der Lehre der Rechtssatze, Tübingen, J. B. C. Mohr, 1991. Trad. it. Problemi fondamentali della dottrina del diritto pubblico, Napoli, ESI, 1997*, trad. par A. Carino (Napoli, 1997), 14.

nature) et le « devoir être », comme norme, on peut comprendre que depuis la loi n° 67-1176 du 28 décembre 1967 relative à la régulation des naissances, on assiste en France à un phénomène décisif où la procréation et la sexualité sont séparées. Ceci est renforcé par les prétendus « droits sexuels[1] » incluant également le droit à la procréation

---

[1] ONU Femmes, *Déclaration et Programme d'action de Beijing. Déclaration politique et textes issus de Beijing +5*, 2014e éd. (ONU, 1995), https://www.unwomen.org/sites/default/files/Headquarters/Attachments/Sections/CSW/BPA_F_Final_WEB.pdf; Nations Unies, « Rapport de la quatrième Conférence Mondiale sur les Femmes. Beijing, 4-15 septembre 1995 » (Beijing, 4 septembre 2015), https://www.un.org/womenwatch/daw/beijing/pdf/Beijing%20full%20report%20F.pdf; World Association for Sexual Health (WAS), « Valencia Declaration of Sexual Rights » (1997), https://worldsexualhealth.net/wp-content/uploads/2013/08/Declaration-of-Sexual-Rights-2014-plain-text.pdf; World Association for Sexual Health (WAS), « Hong Kong Declaration of Sexual Rights » (1999), https://worldsexualhealth.net/wp-content/uploads/2013/08/declaration-of-sexual-rights.pdf; Pan American Health Organization (PAHO), World Health Organization (WHO), et World Association for Sexology (WAS), « Promotion of Sexual Health. Recommendations for Action 2000 » (2000), https://iris.paho.org/bitstream/handle/10665.2/42416/promotionsexualhealth.pdf?sequence=1&isAllowed=y; World Association for Sexual Health (WAS), « La santé sexuelle pour le millénaire. Déclaration et document technique » (2008), https://worldsexualhealth.net/wp-content/uploads/2013/08/millennium-declaration-french.pdf; World Association for Sexual Health (WAS), « Declaration of Sexual Rights » (2014), https://worldsexualhealth.net/wp-content/uploads/2021/09/declaration_of_sexual_rights_sep03_2014_b.pdf; Bureau Régional de l'Europe, « Plan d'action pour la

et par l'artifice juridique de la fiction qui permet de combler le vide. Toutefois, la ségrégation de la sexualité n'est pas que procréatif. Son enracinement peut atteindre jusqu'à ce qui fait l'unicité de la personne, son ADN.

a) Dissociation entre sexualité et procréation

La procréation est liée dans sa nature à la sexualité, à la relation charnelle d'un couple. De ce fait la filiation découle de cette dimension charnelle. Réduire la procréation à un seul problème technique qui aurait besoin des moyens techniques pour être résolu, c'est ne voir en la personne humaine qu'une machine de fabrication d'enfants. C'est ce que Dominique Folscheid appelle l' « anthropologiquement et éthiquement neutre[1]. » D'une part, la dimension charnelle est une partie intégrante de la personne humaine[2] qui est corps et âme unis. La chair est plus que biologique[3], elle est le lieu où s'incarne notre existence, nos relations, nos rapports, nos joies et nos souffrances mais aussi le lieu fondamental où s'incarne la relation parent/enfant. Cette corporéité de la sexualité constitue un ancrage dans le réel ; par conséquent, la fiction n'a pas de raison d'être puisque la possibilité de réaliser le réel existe à moins que les personnes ne soient infécondes ou stériles ou qu'elles « refusent les

---

santé sexuelle et reproductive : mise en œuvre du Programme de développement durable à l'horizon 2030 en Europe – ne laisser personne de côté », Document de travail (Copenhague (Danemark): Organisation Mondiale de la Santé (OMS), 12 septembre 2016), https://www.euro.who.int/__data/assets/pdf_file/0004/315616/66wd13f_SRHActionPlan_160524.pdf.

[1] Folscheid, *Made in Labo...*, 68.

[2] Sgreccia, *Manuel de bioéthique, Vol. 1...*, 410.

[3] Xavier Lacroix, « Procréations artificielles sexualité et filiation », *Laennec* 56, n° 4 (2008): 34, https://www.cairn.info/revue-laennec-2008-4-page-32.htm.

relations sexuelles avec l'autre sexe[1]. » D'autre part, refuser cette corporéité marque une double rupture de l'unité du mariage : il y a « rupture de l'unité parentalité-conjugalité », le parent est le géniteur[2] et il y a « rupture de l'union entre les dimensions unitive et procréatrice de l'acte conjugal[3]. » En effet, la personne humaine n'est pas que corps mais aussi âme ; corps et âme sont unis substantiellement. De ce fait, la sexualité fait partie de cette totalité de la personne et la procréation n'engage pas que l'aspect biologique mais aussi les aspects psychologique et spirituel. Dans ce sens, la filiation dans le système juridique actuel se base sur le désir d'avoir un enfant résultant de la dissociation entre ce désir et trois autres désirs : le désir sexuel comme pouvoir accidentel, le désir amoureux comme communion entre deux personnes et le désir de mariage comme un état social de perpétuation du lignage[4].

De ce fait, on peut affirmer avec Marcela Iacub, que dans la dissociation entre sexualité et corps, « c'est la loi qui féconde, à la place de l'acte sexuel (ou, tout au moins, produit-elle les mêmes effets que celui-ci)[5]. » Il s'agit ainsi d'une filiation artificielle et d'une « parenté artificielle[6] », ancrées dans un projet, dans un vouloir, dans une fiction et non pas dans le désir sexuel parce qu'on fait venir au monde un enfant dont l'état ne correspondra pas à sa filiation réelle[7].

---

1 Folscheid, *Made in Labo...*, 41.

2 L'enfant adopté a ses deux parents qui lui ont donné la vie ; c'est la tâche éducative qui est confié à un autre couple.

3 Sgreccia, *Manuel de bioéthique, Vol. 1...*, 571.

4 Gauchet, *Il figlio del desiderio. Una rivoluzione antropologica*, 72.

5 Iacub, *Le crime était presque sexuel...*, 211.

6 Cf. C. FLAVIGNY, *Et si ma femme était mon père ?...*

7 Cass. 1re civ., 13 décembre 1989, pourvoi n° 88-15.655, Bull. 1989 (Rejet).

b) Dissociation entre la filiation biologique et la filiation génétique

Qu'est ce qui correspond à la réalité de l'enfant ? Dans les faits, il n'y a pas une seule réponse mais plusieurs qui, parfois, sont contradictoires. On parle de la mère d'intention, de la mère donatrice de l'ovocyte, de la mère donatrice d'un noyau sain, de la mère gestationnelle, de la mère de reconnaissance. Quant au père, il y a le père d'intention, le père donateur du sperme, le père de reconnaissance (l'époux ou le compagnon de la gestatrice). Sur quel critère se base-t-on ainsi dans la fiction désincarnée pour définir la filiation ?

Quatre cas pourraient être intéressants pour cette analyse.

a. En 2001, à Fréjus (département du Var), est né Benoît-David de Jeanine Salomone[1] âgée de 62 ans. En effet, Jeanine s'est rendue avec son partenaire, Robert, en Californie aux Etats-Unis où l'AMP par une FIV a été effectuée sur des ovocytes d'une donneuse américaine achetés sur le marché et inséminés par le sperme de son partenaire. Un des deux embryons a été transféré dans l'utérus de Jeanine qui tomba enceinte. L'accouchement a eu lieu sur le territoire français. L'histoire paraît normale pour une AMP, toutefois, il s'avère que Robert, le partenaire de Jeanine, était son frère. La justice a essayé d'intervenir mais sans issue puisque l'enfant est bien le fils

---

[1] Michel Henry, « Mamie-éprouvette face à son caprice de gosse », *Libération*, 29 avril 2002, sect. Société, https://www.liberation.fr/societe/2002/04/29/mamie-eprouvette-face-a-son-caprice-de-gosse_401906/.

de Jeanine, elle qui l'a accouché. Même s'il n'y a pas de double filiation dans les cas incestueux, biologiquement Benoît-David est le fils de son oncle[1]. Mais la justice a ses limites quand il s'agit du « ventre » de la mère.

b. Emmanuel G. et Isabelle D. mariés et vivant ensemble depuis janvier 1993, et ayant un problème pour concevoir un enfant (Isabelle est atteinte d'une malformation congénitale), se sont rendus en Californie dans le cadre d'un contrat de mère porteuse dans lequel Isabelle fournit ses ovocytes (ses ovaires sont normaux). La grossesse a eu lieu, l'américaine a accouché de jumelles inscrites dans les registres de naissances en Californie ayant Isabelle pour mère. La complication résidait dans le fait de transcrire cet acte de naissance en France afin d'établir la filiation maternelle. Le parquet de Nantes a refusé puisque « l'adage latin '*mater semper certa est*' qui signifie que la mère est celle qui a accouché de l'enfant trouve application en France [...] [et que] la réalité génétique seule ne crée pas la filiation[2]. » Par conséquent, le fait que la mère

---

[1] Le second embryon a été transféré dans l'utérus d'une mère porteuse en Californie qui a donné naissance à une fille, Marie-Cécile qui est sœur et cousine de Benoît-David. Elle est sœur parce qu'ils ont la même origine biologique, le sperme de Robert ; elle est cousine parce que Jeanine et Robert sont frère et sœur, et au regard de la loi, Benoît-David n'est que le fils de Jeanine.

[2] CA Rennes, 4 juillet 2002, n° de RG : 2001/02471.

d'intention utilise ses gamètes ne lui confère aucun droit, puisque le don d'ovocyte exclut l'établissement de la filiation). Bref, la réalité génétique ne compte pas.

c. Toutefois, ce type de refus a conduit à une condamnation de la France par la CEDH en 2014 par les deux arrêts Mennesson c. France[1] et Labassée c. France[2]. Depuis 2019, la Cour de cassation[3] a admis la transcription de la filiation maternelle des enfants nés de GPA à l'étranger et depuis novembre 2020, la Cour de cassation[4] admet la transcription des actes d'état civil en retenant la seule identité du père biologique d'intention.

d. L'arrêt de la Cour de Montpellier[5] du 14 novembre 2018, marque une situation inédite dans le droit français. En effet, Monsieur Z. et Madame A. sont mariés depuis 1999 et ont eu deux enfants. Monsieur Z. est transgenre[6] ; il est

---

1 CEDH, Arrêt du 26 juin 2014, Mennesson c. France, n° 65192/11.

2 CEDH, Arrêt du 26 juin 2014, Labassée c. France, n° 65941/11.

3 Cass. ass. plén., 4 octobre 2019, pourvoi n° 10-19.053, Bull. 2019, X (Cassation sans renvoi).

4 Cass. 1re civ., 18 novembre 2020, pourvoi n° 19-50.043, Bull. 2020, XI (Rejet et cassation partielle sans renvoi).

5 CA Montpellier, 14 novembre 2018, n° 16/06059.

6 Récemment, le Conseil constitutionnel a été saisi le lundi 16 mai 2022 au sujet de l'ouverture de la PMA aux personnes transgenres. En effet, le Groupe d'information et d'action sur les

devenu femme et est inscrit à l'état civil en sexe féminin avec le prénom Clarisse depuis 2011 tout en ayant conservé la fonctionnalité des organes génitaux

---

questions procréatives et sexuelles (GIAPS) ont déjà saisi le Conseil d'État le 18 février 2022 pour demander l'annulation du décret n° 2021-1243 du 28 septembre 2021 fixant les conditions d'organisation et de prise en charge des parcours d'assistance médicale à la procréation. Leur demande s'appuie sur l'article 23-5 de l'ordonnance n° 58-1067 du 7 novembre 1958 qui préconise l'annulation de certains décrets s'il se trouve qu'il y a un abus de pouvoir et si cela porte atteinte aux droits et aux libertés garantis par la Constitution. Le GIAPS « soutient que ces dispositions, applicables au litige, méconnaissent, en tant qu'elles excluent de l'accès à l'assistance médicale à la procréation les personnes ayant changé la mention de leur sexe à l'état civil mais disposant de la capacité de mener une grossesse, le principe d'égalité devant la loi, le principe d'égalité entre les femmes et les hommes, le droit de mener une vie familiale normale et portent une atteinte injustifiée à la liberté individuelle. » Le ministre des solidarités et de la santé a refusé cette demande le 8 avril 2022. Il paraît que le principe d'égalité et le droit à une vie familiale normale sont vidés complètement de leur sens tel qu'expliqué ci-dessus et sont utilisés d'une façon excessive sans aucune réserve.

Le Conseil constitutionnel a rendu sa décision le 8 juillet 2022. Il affirme que les mots de l'article 1er de la « loi n° 2021-1017 du 2 août 2021 relative à la bioéthique, sont conformes à la Constitution. » En effet, même si l'art. 6 de la DDHC dispose que la loi « doit être la même pour tous, soit qu'elle protège, soit qu'elle punisse », le Cons. const. rappelle le principe selon lequel le législateur peut toujours régler de façon différente des situations différentes ; en l'occurrence la situation d'une femme n'est pas la même d'un homme transgenre.

Cf. CE [n° 1-n° 4] ch. réunies, 16 mai 2022, n° 2022-1003 QPC (Reçu au greffe du Conseil constitutionnel le 16 mai 2022); Cons. const., 8 juillet 2022, décision n° 2022-1003 QPC (Conformité).

masculins. Madame A. est tombée enceinte de Monsieur Z. (Clarisse) et a accouché d'un enfant. Clarisse a procédé à une « reconnaissance prénatale de maternité de l'enfant » (« *reconnaissance prénatale...déclarée être de nature maternelle, non gestatrice* ») ce qui a été refusé par le tribunal d'instance de Montpellier en raison de l'impossibilité d'une double filiation maternelle interdite par la loi, et à plus forte raison, puisque la filiation maternelle « *est une réalité biologique 'qui se prouve par la gestation et l'accouchement'.* » Dans l'impossibilité d'établir la filiation maternelle du côté de Monsieur Z. (Clarisse) ni paternelle par présomption de paternité et par adoption, afin d'éviter que l'enfant ait deux mères, la Cour d'appel de Montpellier a créé, dans « l'intérêt supérieur de l'enfant », une nouvelle catégorie sur l'acte de naissance : « parent biologique ». C'est ainsi que l'enfant n'a plus de père et que l'aspect biologique du côté paternel a été effacé au profit d'une volonté résultant de la complicité entre la tendance sexuelle et de la fiction désincarnée du système juridique. De ce fait, le 9 février 2022, la Cour d'appel de Toulouse au nom de « l'intérêt supérieur de l'enfant et le droit au respect de la vie privée [...] autorise la mention sur l'acte de naissance de l'enfant, de l'époux devenu femme en qualité de mère[1]. »

Il en ressort que[2] :

- Ce qui fait la maternité, ce n'est pas le génétique (l'ovule) mais le ventre (grossesse ou accouchement) ou la « reconnaissance conjointe » ;
- Ce qui fait la paternité, ce n'est pas le biologique (sauf si contestée et sauf dans les cas des GPA à l'étranger) mais le principe de la présomption ;
- L'intention ou la volonté reste un critère commun et fondamental pour la filiation[1].

---

1 CA Toulouse, 6e ch, 9 février 2022, n° 20/03128; Cour d'appel de Toulouse, « Communiqué de presse du 9 février 2022 », 9 février 2022, https://www.cours-appel.justice.fr/toulouse/communique-de-presse-du-9-fevrier-2022.

2 Aux États-Unis, il existe des divergences dans les Cours.

a) La Cour Suprême de New Jersey, dans le cas de *Baby M*, a accordé la parentalité à la gestatrice en se basant sur le critère biologique. Cf. « Justice for All in the Baby M Case », *The New York Times*, 4 février 1988, sect. Opinion, https://www.nytimes.com/1988/02/04/opinion/justice-for-all-in-the-baby-m-case.html.

b) La Cour d'Appel de l'Ohio, dans le cas de *Clarc v. Belsito*, a accordé la parentalité au couple contractant qui a fourni les gamètes, en se basant sur le critère génétique. Cf. Court of Common Pleas, Ohio, Decision November 14, 1994, Belsito v. Clark, n° CJ94-09-05.

c) La Cour Suprême de Californie, dans le cas de *Johnson v. Calvert*, a accordé la parentalité au couple contractant qui a fourni les gamètes, en se basant sur l'intention de faire venir au monde un enfant. Cf. Supreme Court of California, Opinion May 20, 1993, Johnson v. Calvert, n° S023721.

Et puisque la volonté est un élément fondamental dans la fiction de la reconnaissance conjointe quant à la filiation pour un couple de femmes, on se demande si le père a encore une place dans la construction familiale.

c) Évincement de la branche paternelle

La différence de sexes a été abolie par la loi de 2013. Mais avec la loi de 2021, le fait de conjuguer la volonté et la technoscience, au nom de l'égalité, devient la seule base d'une filiation instituée. Avec la reconnaissance conjointe qui a ouvert la possibilité à la comaternité par un acte de volonté efface délibérément, consciemment et librement la branche paternelle de la filiation de l'enfant. La fiction désincarnée fait comme si la branche paternelle est fictive puisqu'elle est devenue une option sociétale dans la filiation, option pour les mères mais contrainte pour l'enfant. On pourrait se poser la question si la société est devenue matriarcale[2] où le père n'est qu'une option parmi d'autres. De ce fait, l'Académie nationale de médecine l'a confirmé dans l'audition de 2 mai 2018 par le CCNE afin de contribuer aux États généraux de la bioéthique :

> « la question qui se pose est celle de l'enfant, […] l'enfant n'est pas un médicament [pour remédier à la souffrance des femmes de ne pas pouvoir concevoir]. Il faut parler de la souffrance d'un enfant né sans père parce que […] concevoir délibérément un enfant sans père est

---

[1] Pierre Verdier, « Loi, vérité et filiation : le droit peut-il organiser le déni de l'origine? », in *La pluriparentalité* (Paris: Presses Universitaires de France - PUF, 2001), 126.

[2] Xavier Labbée, « La société française est-elle devenue matriarcale ? », Diffusion d'une veille juridique accessible à tous, Actu-juridique, 21 mars 2022, https://www.actu-juridique.fr/civil/personnes-famille/la-societe-francaise-est-elle-devenue-matriarcale/.

contraire à tous nos repères anthropologiques et culturels[1]. »

Ceci constitue une « rupture volontaire d'égalité entre les enfants [...] *et* n'est pas sans risques pour le développement psychologique et l'épanouissement de l'enfant[2] » parce que ce dernier n'a ni père biologique ni père social.

D'ailleurs, un homme seul ou un couple d'hommes n'ont pas de droit à la filiation paternelle puisqu'ils ont besoin de recourir à la GPA ; or ceci constitue une atteinte à la dignité de la mère porteuse. Mais pour les femmes, seule ou en couples, le droit à la filiation est légalisé. La parenté, en conséquent la filiation, est soudainement devenue un monopole féministe. Comme le disait Jean-Benoît D'Onorio, « la PMA pour toutes' est une appellation cosmétique d'une véritable 'PMA sans père'[3]. »

Si Nietzsche a proclamé que « Dieu est mort ! Et c'est nous qui l'avons tué ! », aujourd'hui notre société pourrait dire : « le père est mort ! Et c'est nous qui l'avons tué ! »

---

[1] Jean-François Mattei, « Révision de la loi relative à la bioéthique : Audition de l'Académie de médecine » (Auditions diverses, Assemblée nationale - Paris, 19 septembre 2018), http://videos.assemblee-nationale.fr/video.6615884_5ba2582f9e05f.revision-de-la-loi-relative-a-la-bioethique--auditions-diverses-19-septembre-2018.

[2] Jean-François Mattei et al., « Rapport sur le Projet de loi relatif à la bioéthique » (Paris: Académie nationale de médecine, 18 septembre 2019), 1, https://www.academie-medecine.fr/wp-content/uploads/2019/09/Rapport-sur-le-projet-de-loi-relatif-a%CC%80-la-bioe%CC%81thique-2019-09-ANM.pdf.

[3] Joël-Benoît D'Onorio, « L'intérêt supérieur de l'enfant : un principe juridique à finalité esthétique? », in *L'intérêt supérieur de l'enfant* (Paris: Pierre Téqui, 2019), 40.

Voilà la « paternicide[1] » instituée au nom de l'égalité des sexes.

2.4. La pluriparentalité

Malgré toutes ces ségrégations, le tiers fait partie de la dimension charnelle et reste présent dans « l'imaginaire » de la mère et de l'enfant[2] (sans oublier le père dans le cas de l'AMP pour couple d'homme et de femme). L'art. 342-9 s. du CC, même après la loi de 2021, maintient l'interdiction d'établir toute filiation avec le donneur. Toutefois, peut-on oublier sa présence ? N'est-il pas responsable quelque part de l'existence d'une nouvelle vie ?

La place du tiers donneur peut être classée en deux catégories :

a) Le donneur n'est qu'un fournisseur de l'élément matériel de la conception. Son sperme est considéré tout simplement comme d'autres dons biologiques[3]. Odile Fillod dans son article énumère une liste où le droit se trouve en contradiction dans diverses situations[4]. Mais ces

---

1 Néologisme créé dans ce contexte pour le distinguer du « patricide » qui exprime l'acte par lequel une personne tue son propre père.

2 Lacroix, « Procréations artificielles sexualité et filiation », 37.

3 Cf. Irène Théry, *Couple, filiation et parenté aujourd'hui. Le droit face aux mutations de la famille et de la vie privée* (Paris: Odile Jacob, 1998), 147-86; Vincent Leclercq, « Éthique familiale et bioéthique de la filiation. À l'heure de la pluriparentalité », *Revue d'éthique et de théologie morale* 283, nº 1 (16 mars 2015): 21, https://www.cairn.info/revue-d-ethique-et-de-theologie-morale-2015-1-page-13.htm.

4 Odile Fillod, « Les faux-semblants d'une « bioéthique de la famille ». Réponse à Vincent Leclercq », *Revue d'éthique et de théologie morale* 285, nº 3 (24 septembre 2015): 52-53,

situations, ne posent-elles pas d'emblée des problèmes éthiques ? Elle en parle comme si ces situations sont « normales » faisant partie de la vie « normale ». Elle fait une comparaison entre un donneur de gamètes avec un donneur de cœur « ayant sauvé la vie de quelqu'un reste présent dans son imaginaire rend-il cette technique moralement condamnable ? Bien-sûr non[1]. » Il me paraît qu'une telle comparaison est mal placée puisque les deux dons se situent sur deux niveaux biologiques et épistémologiques différents : le sperme contient les spermatozoïdes, donc les cellules sexuelles, qui sont responsables de la reproduction sexuelle grâce à l'union avec l'ovocyte. Les dons d'organes normalement sont faits dans un cadre thérapeutique. Or, le don de sperme ne constitue pas une thérapie à l'infertilité, qu'elle soit médicale pour un homme dans le cadre d'une AMP hétérologue ou qu'elle soit sociale pour une femme dans le cadre d'une femme célibataire ou d'un couple de femmes ; à plus forte raison, le critère de l'infertilité médicale a été bannie de la nouvelle loi de 2021.

b) Le donneur a une place dans la filiation :
   a. Pour Pierre Verdier, il y a trois filiations[2] indissociables : avec celui/celle qui lui donne la vie, celui/celle qui l'aime et celui/celle qui l'élève. Même avec un seul parent, ces trois filiations existent.
   b. Irène Théry, avant l'adoption de la loi de 2021, indiquait que

---

https://www.cairn.info/revue-d-ethique-et-de-theologie-morale-2015-3-page-49.htm.

1 Fillod, 59.

2 Verdier, « Loi, vérité et filiation... », 133-34.

« la question de la place du père biologique peut se rencontrer dans le cadre d'une procréation dite 'amicalement assistée', où des parents d'intention, souvent un couple de femmes, font appel à un ami pour être le géniteur de l'enfant[1]. »

Dans ce type de procréation « amicalement assistée », Irène Théry définit la place du père biologique selon le mode de l'adoption par la « femme de la mère[2] ». Si la femme de la mère recourt à l'adoption plénière, le géniteur ne peut jamais reconnaître l'enfant. Si l'adoption est simple, le géniteur « pourrait le reconnaître postérieurement, *mais sans que cette reconnaissance n'ait d'incidence sur la filiation adoptive.*[3] »

Pierre Verdier et Irène Théry semblent pencher vers une pluriparentalité.

c. De son côté, Geneviève Delaisi de Parseval propose que le donneur de sperme, comme donneur d'hérédité, soit nommé « co-géniteur[4] » ayant une part sur trois de la paternité ; les deux autres parts reviennent au père social : paternité légale et paternité affective lors de la grossesse de la mère. Il en est de même pour une donneuse d'ovocytes avec la seule différence que les deux parts de la femme enceinte ont plus de poids en raison du lien affectif qui unit la femme à

---

[1] Théry et Leroyer, *Filiation, origines, parentalité*, 159.

[2] Expression utilisée par Irène Théry.

[3] Théry et Leroyer, *Filiation, origines, parentalité*, 159.

L'écriture de cette citation a été reproduite conformément au texte originel.

[4] Geneviève Delaisi de Parseval, « La pluriparentalité occultée : psychodynamique de la parentalité dans le cas d'aide médicale à la procréation avec dons de gamètes », in *La pluriparentalité* (Paris: Presses Universitaires de France - PUF, 2001), 117.

l'enfant à naître[1]. Il s'agit ainsi d'une filiation fondée sur un cumul de filiations et non pas d'une substitution de l'une à l'autre[2]. Même s'il n'y a qu'une seule filiation juridique, l'enfant possède une double appartenance[3].

d. Caroline Siffrein-Blanc[4] propose pour ne pas effacer le lien biologique avec l'enfant, que le donneur puisse participer à l'existence de ce dernier par une compensation financière sans que cela n'ébranle le système juridique de parenté déjà existant. C'est ainsi que la vérité biologique garde une certaine place sans qu'elle soit absolue.

Geneviève Delaisi de Parseval et Caroline Siffrein-Blanc penchent vers une coparentalité basée sur la répartition de la filiation par part ou sur la participation financière à la filiation.

Dans la première catégorie, le donneur est perçu à travers une vision purement matérialiste : une machine pour fournir un élément biologique. La filiation n'a pas de place. Dans la seconde catégorie, le puzzle familial se joue entre le biologique et le volontaire pour que la (les) filiation(s) soit instituée juridiquement.

L'imaginaire de la filiation et l'imaginaire de la pluriparentalité ne cessent de nous interpeller avec une nouvelle législation australienne qui date du 30 mars 2022. l'Australie a adopté la « FIV à 3 parents » appelée aussi « don de mitochondries[5] » et connue sous le nom de « loi Maeve[1] »:

---

1 Delaisi de Parseval, 117-18.

2 Delaisi de Parseval, 123.

3 Delaisi de Parseval, 118.

4 Siffrein-Blanc, « Le contentieux de la parenté encadré par une éthique de responsabilité ».

5 Les mitochondries sont des organites cellulaires qui se trouvent dans le cytoplasme. Elles sont responsables de la

sperme du père, l'ovocyte de la mère et les mitochondries d'un ovocyte d'une autre femme. Probablement, la fiction française ne tardera pas à suivre cette aventure à l'australienne.

3. Conclusions

Que peut-on conclure de ce chapitre ?

a) Toutes ces ségrégations à la carte sur demande féministe montrent jusqu'à quel point la personne humaine est divisée comme une machine dont on utilise les parties nécessaires à la procréation au moment désiré. Mais on oublie que la personne n'est personne qu'en sa totalité et pour demeurer personne, elle ne peut pas être divisée en parties séparées ni physiologiquement, ni ontologiquement, ni chronologiquement[2].

b) On dirait que ce n'est plus la famille qui fait l'enfant[3], c'est l'enfant qui fait la famille à travers cette fiction désincarnée, une filiation dictée par un ordre juridique suprême, à savoir l'État[4] – la

---

production de l'Adénosine TriPhosphate (ATP), lequel est considéré comme le carburant énergétique des cellules. Puisqu'elles contiennent de l'ADN – différent de celui qu'on trouve dans le noyau d'une cellule - elles sont liées à certaines maladies telles que le diabète mitochondrial, l'atrophie optique de Leber, la myopathie mitochondriale, etc.

1 Anna Salleh, « "Maeve's Law" to Legalise Mitochondrial Donation through IVF Passes Senate », *ABC News*, 31 mars 2022, https://www.abc.net.au/news/science/2022-03-31/maeves-law-passes-senate-mitochondrial-donation/100954484.

2 Sgreccia, *Manuel de bioéthique, Vol. 1...*, 419.

3 Gauchet, *Il figlio del desiderio. Una rivoluzione antropologica*, 61.

4 Hans Kelsen, *Das Problem der Souveränität und die Theorie des Völkerrechts. Ein Beitrag zu einer reinen Rechtslehre, Tübingen, J. B. C. Mohr, 1920. Trad. it. Il problema della sovranità e la teoria del diritto*

Constitution et ses dérivés[1] - en se démarquant complètement de la sphère de la morale, de la psychologie, de la sociologie et de la religion[2]. Le propre de l'État n'est-il pas de reconnaître, de protéger et de promouvoir[3] ce qui existait bien avant lui, la famille naturelle ?

c) Ce qui est paradoxal, c'est qu'on souhaite supprimer le biologique au profit du volontaire et du social, mais, en même temps, on l'accentue par la revendication d'accéder aux origines[4] par le biais de la génétique.

d) Avec tout le progrès technoscientifique, on ne peut pas s'étonner que dans un futur très proche, la fabrication des enfants dans des utérus artificiels sera une réalité[5]. Comment établir ainsi

---

internazionale. Un contributo ad una teoria pura del diritto, trad. par A. Carino (Milano: Giuffrè, 1989), 17 ss.

1 Iacub, *Le crime était presque sexuel...*, 301.

2 Hans Kelsen, *General Theory of Law and State. Teoria Trad. it. Generale del diritto e dello stato, con prefazione di E. Gallo e con introduzione di G. Pecora* (Milano: ETAS libri, 1994), 115.

3 D'Agostino, *Famiglia, matrimoni, sessualità. Nuovi temi e nuovi problemi*, 23.

4 Iacub, *Le crime était presque sexuel...*, 346.

5 Christelle Perret, « Les bébés humains pourraient naître d'utérus artificiels d'ici 10 ans… et ce n'est pas une dystopie », *Daily Geek Show* (blog), 25 mai 2019, https://dailygeekshow.com/ectogenese-uterus-artificiel/; Nathan Jeffay, « Un utérus artificiel israélien transforme 250 cellules en fœtus de souris », *The Times of Israël*, 17 mars 2021, https://fr.timesofisrael.com/un-uterus-artificiel-israelien-transforme-250-cellules-en-foetus-de-souris/; « Un utérus artificiel, une réalité d'ici 10 ans ? », *Gènéthique*, 11 octobre 2021, https://www.genethique.org/un-uterus-artificiel-lincubateur-2-0-deviendra-une-realite-dici-10-ans/; « Des chercheurs développent un utérus artificiel géré par une IA », *Gènéthique*, 7 février 2022,

la filiation ? Parlera-t-on d’une filiation « materficielle[1] » ?

https://www.genethique.org/des-chercheurs-developpent-un-uterus-artificiel-gere-par-une-ia/.

[1] Néologisme créé dans ce contexte pour mettre en évidence ce qui pourrait advenir à la filiation avec les nouvelles technologies.

III - LES ORIGINES AU PRISME DE LA VÉRITÉ

Depuis sa création en 1973, le Cecos a permis aux couples ayant des problèmes d'infertilité/stérilité de fonder une famille par le biais du recours à un tiers donneur d'ovocytes ou de sperme. L'anonymat du donneur en était une condition préalable et fondamentale, soi-disant pour « l'intérêt supérieur de l'enfant ». Cet anonymat était bien consacré dans la loi n° 94-548 du 1er juillet 1994 relative au traitement de données nominatives ayant pour fin la recherche dans le domaine de la santé et modifiant la loi n° 78-17 du 6 janvier 1978 relative à l'informatique, aux fichiers et aux libertés et la loi n° 94-654 du 29 juillet 1994 relative au don et à l'utilisation des éléments et produits du corps humain, à l'assistance médicale à la procréation et au diagnostic prénatal. L'anonymat était maintenu par les deux révisions de cette première loi de bioéthique : la loi n° 2004-800 du 6 août 2004 et la loi n° 2011-814 du 7 juillet 2011 relative à la bioéthique. Deux textes encadraient ce principe :

a) L'art. 16-8 du CC : « aucune information permettant d'identifier à la fois celui qui a fait don d'un élément ou d'un produit de son corps et celui qui l'a reçu ne peut être divulguée. Le donneur ne peut connaître l'identité du receveur ni le receveur celle du donneur » ;
b) L'art. L. 1211-5 du CSP : « le donneur ne peut connaître l'identité du receveur, ni le receveur celle du donneur. Aucune information permettant d'identifier à la fois celui qui a fait don d'un élément ou d'un produit de son corps et celui qui l'a reçu ne peut être divulguée. »

Or, depuis la loi de bioéthique 2021, la levée de l'anonymat des dons de gamètes à l'égard de l'enfant a été instaurée. L'art. L. 2143-2 du CSP précise que :

> « Les personnes qui souhaitent procéder à un don de gamètes ou proposer leur embryon à l'accueil consentent expressément et au préalable à la communication de ces données et de leur identité, dans les conditions prévues au premier alinéa du présent article. En cas de refus, ces personnes ne peuvent procéder à ce don ou proposer cet accueil. »

De son côté, l'art. 342-9 du CC réaffirme ce qui existait déjà : « aucun lien de filiation ne peut être établi entre l'enfant et le tiers donneur. »

Ce qui est sûr, c'est que la France n'est pas le seul pays à autoriser la levée de l'anonymat. Depuis 1985, la loi suédoise autorise, moyennant le consentement des parents, la levée de l'anonymat du donneur de sperme au moment de la « maturité » de l'enfant. La question a été débattue en Angleterre, où a été mis en place en 1991 un registre que les enfants du don pourront consulter à leur majorité afin d'obtenir des informations anonymes[1] sur les donneurs de sperme ou d'ovocytes.

Ceci dit, la question des origines demeure cruciale dans les débats bioéthiques quand il s'agit de l'AMP (assistance médicale à la procréation). Tout tourne autour de l'idée suivante : faut-il dire la vérité à l'enfant ? D'où la problématique suivante : à qui profite l'anonymat dans ses diverses représentations (partie 1) et serait-il de l'intérêt de l'enfant de lever cet anonymat sur ses origines (partie 2) ?

1. L'anonymat ou le trouble dissociatif de la vérité

L'anonymat permet à la fiction désincarnée d'opérer son jeu de « faire comme si » c'était une vraie famille. Au nom de l'intérêt de l'enfant, on encadre l'anonymat afin de ne pas le blesser sur les modes de sa conception. Or ce qui caractérise l'anonymat sur les origines, c'est ce fait de rester

---

[1] Voir *sopra* p. 59, note bas de page n. 2, sur les données non identifiantes du donneur.

« anonyme », caché et non divulgué comme un « secret », déguisé en altérant la vérité comme un « mensonge », organisé et orchestré comme un « crime ». Ces diverses représentations ou facettes de l'anonymat pourraient qualifier ce dernier d'un « trouble dissociatif de la vérité[1] ».

1.1. Le secret

Le secret, selon le dictionnaire Larousse, c'est ce

> « qui n'est connu que d'un très petit nombre de personnes et ne doit pas être divulgué aux autres ; [...] qui demeure intime, qu'on ne découvre pas facilement[2]. »

Le secret caché dans l'anonymat est lié[3] fondamentalement au :

a) Secret de l'infertilité/la stérilité de l'un des deux membres du couple vécue comme grave infirmité[4] et honte ;
b) Secret sur le mode de naissance de l'enfant, par don de gamètes et ignorance du donneur sur le nombre d'enfants nés de ses gamètes ;
c) Secret du désir qui est à l'origine de la naissance de l'enfant. Pierre Lévy-Soussan, psychiatre et psychanalyste, précise que la question de ce désir est « à la source de toutes les

---

1 Néologisme créé dans ce contexte en s'inspirant de la maladie du « trouble dissociatif de l'identité » dans laquelle deux ou plusieurs identités prennent placent à tour de rôle pour contrôler la même personne.

2 « Larousse.fr : encyclopédie et dictionnaires gratuits en ligne », https://www.larousse.fr/.

3 Delaisi de Parseval, « La pluriparentalité occultée... », 114.

4 Arthur Kermalvezen, *Né de spermatozoïde inconnu* (Paris: Presses de la Renaissance, 2008), 66.

autres. Tous les enfants du monde se la posent à un moment ou à un autre de leur vie[1] ; »

d) Secret qui efface une éventuelle dette du couple pratiquant l'AMP hétérologue vis-à-vis du tiers donneur (comme pour les cas de transplantation d'organes) ;

e) Secret sur les origines familiales génétiques de l'enfant.

On pourrait justifier ce secret dans l'AMP, comme dans l'adoption, en affirmant que l'anonymat laisse la place au père officiel pour affirmer sa paternité vis-à-vis de l'enfant et exempt le donneur « de toute responsabilité paternelle[2]. » De ce fait, selon Pierre Verdier, celui qui est protégé par le secret des origines n'est ni l'enfant, ni la mère mais le père naturel[3].

Or cette « maladie du secret[4] » d'une part, ne fait que dépouiller le donneur « de l'un des attributs majeurs de son identité, son nom[5] » et d'autre part, porte atteinte à l'enfant sur trois niveaux : l'identité parce que l'enfant existe par rapport à quelqu'un, l'image de soi dévalorisé par rapport aux autres et la relation à l'institution qui détient le secret[6].

Ceci est applicable dans le cas de l'adoption et de l'AMP hétérologue. Mais qu'en est-il de l'AMP pour toutes, notamment pour les couples de femmes ? Il n'y plus de père ; il est effacé délibérément et est remplacé par une autre mère. Du secret, on passe un autre niveau, celui du mensonge.

---

1 Pierre Levy-Soussan, *Éloge du secret* (Paris: Fayard, 2010), 67-68.

2 Folscheid, *Made in Labo...*, 104-5.

3 Verdier, « Loi, vérité et filiation... », 131-32.

4 Levy-Soussan, *Éloge du secret*, 136.

5 Folscheid, *Made in Labo...*, 105-6.

6 Verdier, « Loi, vérité et filiation... », 129-30.

1.2. Le mensonge

Le mensonge est une altération de la vérité. De ce fait, on pourrait affirmer que tout est organisé par le Cecos qui détient les secrets afin de livrer des vérités « mensongères ». La fiction désincarnée, dans l'anonymat, devient un détournement du système de parenté[1] à travers quatre mensonges principaux :

a) Biologique/génétique : concernant le don, on fait croire que le don de gamètes ressemble à d'autres types de dons dont l'altruisme est le motif. Or il s'agit en vérité de don de « cellules reproductrices » dont les cellules germinales sont les origines. Elles portent la moitié des chromosomes, dans le cas humain 23[2], qui contribuent à la constitution de son être. Par ce mensonge biologique, on efface artificiellement le donneur dans une presque parfaite fiction désincarnée. Le pire, c'est que de nombreuses personnes ne se rendent pas compte de l'importance de ce fait. L'altruisme l'emporte sur les retombées existentielles liées à l'identité génétique de tout enfant à naître.
b) Social : dans un don d'organes ordinaires, la loi permet que les membres de familles[3] fassent un

---

[1] Delaisi de Parseval, « La pluriparentalité occultée... », 115-16.

[2] L'ensemble des 23 chromosomes est constitué de 22 autosomes (chromosomes non sexuels) et 1 gonosome (chromosome sexuel responsable de la détermination du sexe). C'est ainsi que l'ovule contient 22 autosomes et le chromosome X ; le spermatozoïde peut contenir soit 22 autosomes et le chromosome X, soit 22 autosomes et le chromosome Y.

[3] Mais aussi oncles, tantes, cousins(es) germains(es), conjoint du père ou de la mère ainsi que « toute autre personne apportant la preuve d'une vie commune d'au moins deux ans avec le receveur » (art. L. 1231-1 du CSP)

don à leur(s) proche(s) tels que le père, la mère, le (la) conjoint(e), frères, sœurs, fils et filles. Si le don de gamètes est mis au même niveau d'autres types d'organes, rien n'empêcherait de le faire entre les membres de la famille. Mais comme le donneur va apporter la moitié de l'identité biologique, l'anonymat permettra d'éviter tout éventuel inceste. Dans le concret, même avec l'anonymat, cela pourrait advenir.

c) Conjugal : avant la loi du 2 août 2021, l'accès à l'AMP était conditionné sous motif thérapeutique : infertilité/stérilité. La thérapie, normalement, consiste en un ensemble de procédés médicaux dans le but de traiter une maladie en recherchant sa cause et soigner ses symptômes dans la mesure du possible. L'AMP devrait le faire. C'est le cas par exemple, de l'AMP homologue via une IAC intracorporelle sans recours à la FIV (fécondation in vitro). Il s'agit ainsi d'une vraie thérapie à travers une aide technique à l'acte conjugal[1]. Or, dans le cas de l'AMP avec tiers donneur, et plus particulièrement dans le cas de l'AMP chez un couple de femmes, ni la stérilité ni l'infertilité ne sont traitées ; on est plutôt dans une falsification de la nature, même pas une imitation, en assumant qu'un acte sexuel a eu lieu. Il s'agit d'une nouvelle façon/nature de procréer qui a ses propres règles. « Ce quasi-'mensonge' deviendra 'vrai'[2] » par la loi.

d) Juridique : puisque l'origine de l'enfant, évidente scientifiquement, provient d'un tiers, le

---

[1] Cf. Sgreccia, *Manuel de bioéthique, Vol. 1...*, 526-39.

[2] Iacub, *Le crime était presque sexuel...*, 211.

mensonge de l'anonymat s'efforce d'effacer les traces de la pluriparentalité afin que la filiation demeure légale telle qu'elle était instaurée par la fiction désincarnée en faisant comme tout va bien.

De ce fait, si l'enfant est maintenu dans l'ignorance, son origine sera toujours fondée sur un mensonge[1], à plus forte raison le mensonge d'avoir deux mères pour de vrai. C'est ainsi que l'orchestration de ce type de mensonge pourrait encore prendre de l'ampleur.

1.3. Le crime

Du secret passant par un mensonge, Marcela Iacub a osé de qualifier l'anonymat du donneur dans l'AMP d'un « crime parfait[2] » qui souhaite effacer les traces d'un acte posé, à travers trois éléments fondamentaux :

a) Décision libre d'exécuter un acte répréhensible : faire croire que la venue de l'enfant n'est pas due à un acte sexuel conjugal fécond mais à une FIV ;
b) L'exécution de divers actes en plus de l'acte lui-même comme si la personne n'en est pas l'auteur ou comme si les circonstances ne la rendent pas répréhensible : à titre d'exemple, la complicité entre parents, médecine et système judiciaire dont chaque partie pose un acte qui lui est propre dans son coin de compétences tout en étant encadré par la loi et en choisissant les bonnes paroles afin de gommer les faits ;
c) La mise en place d'un récit vraisemblable qui deviendra vrai en liant les événements dans des rapports de causalité comme si c'était réel : il y a

---

1 Folscheid, *Made in Labo...*, 102.

2 Iacub, *Le crime était presque sexuel...*, 215-21.

> eu des rapports sexuels dans le couple (qui sont infertiles), il y a eu fécondation (mais artificielle et cachée), il y a eu une grossesse mais le rapport de causalité y est absent.

Cette analyse était faite pour l'AMP dans un couple hétérosexuel. Imaginons sa portée quand on aborde l'analyse sur un couple de femmes ou une femme célibataire. Mais quelle fiction va effacer les traces d'un tel acte. C'est la raison pour laquelle, la levée de l'anonymat a été approuvée : même la loi ne peut plus contourner le crime et si l'anonymat était maintenu, le système judiciaire perdrait de sa crédibilité quant aux filiations établies par fiction : il est impossible maintenant de faire croire que l'enfant est le fruit d'un acte sexuel alors qu'il est le fruit d'une décision purement individuelle soutenue et aboutie par la technique, laquelle n'imite plus la nature mais la remplace carrément.

De ce fait, si l'anonymat était instauré pour l'intérêt supérieur de l'enfant, le secret, le mensonge et le crime montrent qu'il est dans l'intérêt de tous sauf de celui l'enfant. Ainsi, pour couvrir la lacune de la loi, on se réfère maintenant à l'intérêt de l'enfant afin de lever cet anonymat. Il est sûr que « la vérité rend libre » et le silence est destructeur[1]. Il est courant de nos jours d'affirmer que le pouvoir libérateur de la parole constitue une des luttes de la société. Mais dans l'AMP pour toutes, du secret sans rien dire, on passe au « tout dire[2] » sans secret. Comment ce basculement total a-t-il pu être été forgé par le législateur ? Serait-ce pour le véritable intérêt supérieur de l'enfant ?

---

1 Verdier, « Loi, vérité et filiation... », 135.

2 Levy-Soussan, *Éloge du secret*, 71-86.

2. L'accès aux origines ou la vérité dévoilée

Il paraît que deux raisons majeures ont conduit à un tel changement. D'un côté, il y a les exemples des autres pays qui permettent l'accès aux origines tels que la Suède, la Suisse, l'Autriche, les Pays-Bas, l'Allemagne, le Danemark, le Portugal, etc. D'un autre côté, il y a les conventions internationales. De ce fait, le CCNE (Comité consultatif national d'éthique) va dans ce même sens pour lever l'anonymat. L'avis n° 129 affirme qu' « il est clair que continuer à défendre l'anonymat à tout prix est un leurre à l'ère présente et future de la génomique et du 'Big data'[1]. » Cette ouverture à l'accès aux origines oscille entre les deux principes : le respect de la vie privée et l'intérêt supérieur de l'enfant.

2.1. Le respect de la vie privée

L'art. 8.1 de la Conv. EDH précise que « toute personne a droit au respect de sa vie privée et familiale, de son domicile et de sa correspondance. » De son côté, l'art. 8 de la *Charte des droits fondamentaux de l'Union Européenne*[2] (2000) précise que « toute personne a droit à la protection des données à caractère personnel la concernant. » Par ailleurs, la *Convention internationale de La Haye*[3] (1993) sur la protection

---

[1] CCNE, « Avis n° 129 du 18 septembre 2018, Contribution du Comité consultatif national d'éthique à la révision de la loi de bioéthique 2018-2019 », 18 septembre 2018, https://www.ccne-ethique.fr/node/174.

[2] « Charte des Droits fondamentaux de l'Union Européenne », Traité (Nice: Union Européenne, 7 décembre 2000), https://www.europarl.europa.eu/charter/pdf/text_fr.pdf.

[3] Conférence de la Haye de droit international privé (HCCH), « Convention sur la protection des enfants et la coopération en matière d'adoption internationale » (1993), https://www.hcch.net/fr/instruments/conventions/full-text/?cid=69.

des enfants et la coopération en matière d'adoption internationale prévoit dans l'art. 30 que :

> « 1. Les autorités compétentes d'un Etat contractant veillent à conserver les informations qu'elles détiennent sur les origines de l'enfant, notamment celles relatives à l'identité de sa mère et de son père, ainsi que les données sur le passé médical de l'enfant et de sa famille. 2. Elles assurent l'accès de l'enfant ou de son représentant à ces informations, avec les conseils appropriés, dans la mesure permise par la loi de leur Etat. »

Entre la vie privée et l'accès aux origines, la première l'emporte. Toutefois, il est important de noter que la notion de « vie privée » peut être appliquée soit aux donneurs de gamètes, soit à ceux qui cherchent les origines. Quatre cas utilisant la notion « vie privée » montrent la différence du traitement selon que cette notion est appliquée au donneur ou au requérant.

Dans deux de ses décisions, l'une datant de 2015 et l'autre de 2017, le Conseil d'État a refusé aux requérants leur demande d'accéder aux données permettant d'identifier le donneur de gamètes. Le Conseil a affirmé que « la règle de l'anonymat répond à l'objectif de préservation de la vie privée du donneur et de sa famille[1] », ce qui est confirmé par l'art. 8 de la Conv. EDH. Par ailleurs, le Conseil précise que

> « Plusieurs considérations d'intérêt général ont conduit le législateur à interdire la divulgation de toute information sur les données personnelles d'un donneur de gamètes puis à écarter toute modification de cette règle de l'anonymat, notamment la sauvegarde de l'équilibre des familles et le

---

[1] CE [n° 10-n° 9] SSR, 12 novembre 2015, n° 372121, Publié au Recueil Lebon.

risque majeur de remettre en cause le caractère social et affectif de la filiation[1]. »

Dans deux autres cas transmis à la CEDH, cette dernière affirme que le refus de divulguer des informations sur le donneur ne constitue pas « une discrimination prohibée par les stipulations combinées de l'article 8 de la Convention européenne de sauvegarde des droits de l'homme et des libertés fondamentales et de l'article 14 de cette convention[2] » et « n'implique par elle-même aucune atteinte à la vie privée de la personne ainsi conçue[3] » tel que stipulé par l'art. 8.

En contrepartie, la CEDH reconnaît :

a) l'importance pour un enfant d'accéder aux origines et aux circonstances de naissance, comme dans les arrêts Odièvre[4] et Godelli[5] ;
b) l'importance de pourvoir certifier la filiation paternelle en obtenant des informations sur son ascendance, comme dans l'arrêt Jäggi[6] ;
c) l'intérêt supérieur de l'enfant de reconnaître ses liens biologiques, comme dans l'arrêt Mandet[7].

D'une part, comment comprendre de telles contradictions ? Les décisions semblent dépendre de la

---

[1] CE [n° 10-n °9] ch. réunies, 28 décembre 2017, n° 396571, Publié au Recueil Lebon.

[2] CEDH, Exposé des faits du 5 juin 2018, Silliau c. France, n° 45728/17.

[3] CEDH, Communiqué du 5 juin 2018, Gauvin-Fournis c. France, n° 21424/16.

[4] CEDH, Arrêt du 13 février 2003, Odièvre c. France, n° 42326/98.

[5] CEDH, Arrêt 25 septembre 2012, Godelli c. Italie, n° 33783/09.

[6] CEDH, Arrêt du 13 juillet 2006, Jäggi c. Suisse, n° 58757/00.

[7] CEDH, Arrêt du 14 janvier 2016, Mandet c. France, n° 30955/12.

jurisprudence de chaque juge, donc de sa lecture subjective d'une loi, soi-disant, objective. D'autre part, il est sûr que ces cas ne concernent pas des enfants nés par don de sperme d'une femme célibataire ou dans un couple de femmes. Mais ne pourrions-nous pas en faire la même lecture ? Quoiqu'il en soit, l'anonymat n'existe plus avec la loi de bioéthique 2021. Disons que l'intérêt supérieur de l'enfant a maintenant été reconnu. Mais de quel intérêt parle-t-on ?

2.2. L'intérêt supérieur de l'enfant

L'expression « intérêt supérieur de l'enfant » est le prétexte par excellence dans toutes les affaires touchant à l'AMP, la GPA et la filiation. Toutefois, cette notion demeure floue[1] et ambiguë. De l'anonymat à sa levée, l'intérêt de l'enfant est le centre.

L'art. 3 de la CIDE affirme que

> « dans toutes les décisions qui concernent les enfants, qu'elles soient le fait des institutions publiques ou privées de protection sociale, des tribunaux, des autorités administratives ou des organes législatifs, l'intérêt supérieur de l'enfant doit être une considération primordiale. »

Puis, l'art. 7.1 affirme que « l'enfant est enregistré aussitôt sa naissance et a dès celle-ci le droit à un nom, le droit d'acquérir une nationalité et, dans la mesure du possible, le droit de connaître ses parents et d'être élevé par eux. »

Le rapport Théry va dans le même sens que la CIDE sur trois niveaux :

---

[1] François De Singly considère que le contenu de cette notion est toujours le même : « le besoin de stabilité de l'enfant ; la capacité des parents à surmonter le conflit conjugal ; l'affirmation de la permanence des relations avec les deux parents ; [...] *le* droit de l'enfant à un environnement stable. »

Singly (de), *Sociologie de la famille contemporaine*, 58.

a) l'accès aux origines[1] ;
b) la conservation de l'acte de naissance originel en cas d'adoption plénière, pour le « respect de l'histoire et de l'identité personnelle de l'enfant » et lui éviter une « incertitude identitaire[2] » ;
c) la régularisation de la situation des enfants nés à l'étranger par GPA bien que le rapport ne préconise pas d'autoriser celle-ci en France, « parce qu'il est dans l'intérêt de l'enfant de voir sa filiation établie à l'égard de ses deux parents d'intention[3]. »

En revanche, Irène Théry affirmer que l'accès aux origines n'est pas une tentative de « biologiser la filiation[4] » mais il marque une séparation totale entre la filiation qui repose sur la volonté et l'origine biologique de l'enfant comme si cette dernière n'est qu'un détail technique dans l'affaire. Ceci est juridiquement confirmé : il faut faire la distinction entre un lien de droit en matière de filiation, avec des effets juridiques, et la recherche des origines. Filiation et origines sont distinctes et ne se confondent pas.

Avant d'aller plus avant dans le contenu de la notion « intérêt supérieur de l'enfant », il est important de prêter attention à deux détails qui se trouvent dans l'art. 7.1 de la CIDE.

a) « Connaître ses parents » : la Convention ne précise pas et ne donne aucun indice. S'agit-il des géniteurs ou des parents adoptifs ou des auteurs du projet prénatal ?
b) « Dans la mesure du possible » : cette expression porte en elle un sens négatif ; il y a des cas où

---

1 Théry, *Couple, filiation et parenté aujourd'hui...*, 206.
2 Théry, 70.
3 Théry, 198.
4 Théry et Leroyer, *Filiation, origines, parentalité*, 23, 41, 232, 245.

c'est impossible de dévoiler les origines de l'enfant.

a. Soit pour des raisons matérielles : un enfant complètement abandonné dont on ne sait pas qui sont ses parents ;
b. Soit pour des raisons de convenance : l'inceste ;
c. Soit parce que l'État décide par une loi de ne pas le faire : l'AMP avec donneur.

Ce dernier cas est aboli avec la loi du 2 août 2021. L'accès aux origines est désormais possible à travers le CNAOP créé par la loi du 22 janvier 2002[1]. Ainsi, selon l'art. L. 2141-3 du CSP, « Toute personne conçue par assistance médicale à la procréation avec tiers donneur peut, si elle le souhaite, accéder à sa majorité à l'identité et aux données non identifiantes du tiers donneur définies à l'article L. 2143-3. » Ceci est possible après l'évaluation de la demande par une « commission d'accès aux données non identifiantes et à l'identité du tiers donneur » (art. L. 2143-9 du CSP).

Par conséquent, comment peut-on établir le lien entre l'accès aux origines et l'intérêt supérieur de l'enfant ? Cinq points me paraissent remplir cette fonction.

a) La construction de la personne

La recherche des origines est liée à la construction de la personne en tant qu'individu différencié des autres en s'appropriant son histoire et en solidifiant son passé pour mieux forger son futur. Il s'agit de s'affirmer à travers une appartenance à une généalogie qui englobe une appartenance ethnique, sociale et culturelle.

C'est dans ce sillage que le rapport du comité international de Bioéthique affirme que « le lien génétique

---

[1] Avant la loi du 2 août 2021, la loi du 22 janvier 2002 offrait seulement l'aide aux personnes nées ou abandonnées sous le secret pour rechercher leurs origines.

entre les parents et l'enfant est un élément fondamental de l'héritage familial qui scelle l'origine et la généalogie de chaque être humain[1]. » Puisque l'enfant conserve pendant « toute son existence un lien vital, individuel, unique et ineffaçable avec l'auteur du don[2] », comme nous le dit Dominique Folscheid, la généalogie relie l'enfant par la filiation à ses parents comme étant le fondement de son existence, comme étant le fondement causal. Et ce droit de connaître ses origines l'emporte sur le droit de l'anonymat.

C'est dans cet aspect que le comité international de bioéthique affirme que le droit d'accès aux origines contribue à la construction de la personne de l'enfant. Ce droit

> « inclut non seulement le droit d'accès à l'information qui permettrait de retrouver ses racines, de connaître les circonstances de sa naissance et d'acquérir des certitudes concernant la filiation, mais aussi celui de prendre l'initiative de contacts personnels, de sorte que ces justifications du principe de l'anonymat du donneur sont à présent, dans une certaine mesure, obsolètes[3]. »

De ce fait, le problème a plus d'ampleur quand il s'agir des familles homoparentales. Tôt ou tard, l'enfant va se poser la question : le monde humain étant sexué, comment suis-je arrivé dans un monde où mes parents ne sont pas de deux sexes différents mais d'un seul sexe ? D'où viens-je ? Qu'est-ce que je partage avec mes « deux mamans »/« deux papas »[4] ?

---

1 CIB, « Rapport du CIB sur la procréation... », 29.

2 Folscheid, *Made in Labo...*, 102.

3 CIB, « Rapport du CIB sur la procréation... », 30.

4 Nicole Prieur, « Origines, parenté et filiation : perspectives et risques », *Le Journal des psychologues* 292, nº 9 (21 novembre 2011): 35-42, https://www.cairn.info/revue-le-journal-des-psychologues-2011-9-page-35.htm.

Certes, on pourrait dire qu'il n'y a aucune réponse formelle pour trancher et affirmer qu'il n'existe pas de conséquences d'un tel effacement de l'origine. Mais tant qu'il n'y a pas de consensus, la prudence est de rigueur à ce niveau.

On pourrait affirmer également que l'amour donné à l'enfant le rendra heureux. Mais l'amour ne pourra jamais combler le besoin de connaître et de comprendre ses origines. Les récits de ceux qui sont nés d'une AMP le prouvent[1].

On pourrait dire aussi que la situation d'enfant né d'une AMP est comme celle d'un orphelin de père et adopté. Mais un orphelin saura « qu'il y a une personne en chair et en os à son origine. Tandis que dans le cas du don de sperme, il ne pourra se dire 'né de spermatozoïde inconnu'[2]. »

Par conséquent, l'accès aux origines est le signe du respect de la dignité humaine, respect qui doit unir, et non pas séparer, la filiation (juridique) et les origines (biologiques). Réduire la personne à l'une de ces deux constitue une atteinte contre sa dignité.

b) L'identité et la continuité transfrontalière

Avant la décision de la Cour de cassation du 4 octobre 2019[3] d'autoriser la transcription des actes de naissance des enfants nés « à l'étranger à l'issue d'une gestation pour autrui », la Cour européenne s'est basée sur l'art. 8 de la CEDH pour réaffirmer l'intérêt supérieur de l'enfant à une identité comme citoyen. Ainsi, dans les arrêts Mennesson[4], Labassée[5], Laborie[1] et Foulon et Bouvet[2], la Cour affirme

---

[1] Cf. A. KERMALVEZEN, *Né de spermatozoïde inconnu.*

[2] Folscheid, *Made in Labo...*, 104.

[3] Cass. ass. plén., 4 octobre 2019, pourvoi n° 10-19.053, Bull. 2019, X (Cassation sans renvoi).

[4] CEDH, *Mennesson c. France.*

[5] CEDH, *Labassée c. France.*

que le respect de la vie privée inclut également le droit à la nationalité et garantit une continuité transfrontalière des relations de filiation.

c) Donner une famille à l'enfant

Le 29 avril 2014, le TGI de Versailles[3] a rejeté quatre requêtes d'adoption d'enfants nés à l'étranger moyennant une AMP avec tiers donneur au sein d'un couple de femmes, AMP interdite jusqu'alors par la loi. Selon l'art. 511-24 du Code pénal préconise ce qui suit : « le fait de procéder à des activités d'assistance médicale à la procréation à des fins autres que celles définies à l'article L. 2141-2 du CSP est puni de cinq ans d'emprisonnement et de 75 000 euros d'amende. » Pour argumenter sa décision, le TGI se fonde sur la fraude à la loi[4] parce que ces femmes se sont rendues à l'étranger pour échapper aux interdictions de la loi sur le territoire français, puis sont retournées et ont demandé l'adoption de l'enfant par la conjointe de celle qui a accouché. De ce fait, s'est posée la question de la régularisation des situations des enfants nés à l'étranger par l'AMP (ou la GPA). Certains y voient une solution basée sur l'intérêt supérieur de l'enfant[5], d'autres le voient comme un

---

1 CEDH, Arrêt 19 janvier 2017, Laborie c. France, n° 44024/13.

2 CEDH, Arrêt du 21 juillet 2016, Foulon et Bouvet c. France, n° 9063/14 et 10410/14.

3 TGI Versailles, 29 avril 2014, Audience de la chambre du conseil du Tribunal de grande instance de Versailles. Affaires gracieuses, n° 13/00168.

4 Cons. const., « 17 mai 2013, décision n° 2013-669 DC, Loi ouvrant le mariage aux couples de personnes de même sexe », https://www.conseil-constitutionnel.fr/decision/2013/2013669DC.htm.

5 Clotilde Brunetti-Pons et al., « Le "droit à l'enfant" et la filiation en France et dans le monde », Rapport de recherche (Ardennes: CEJESCO (Centre de recherches juridiques sur

procédé normal à l'instar d'un enfant adopté à qui il faut donner une famille[1].

Cependant, de telles situations ne sont pas comparables à une adoption où il s'agit « de donner une famille à un enfant et non un enfant à une famille[2]. » Par conséquent, il est légitime de se demander : pourquoi ne pas poser la question de l'intérêt supérieur de l'enfant en amont de l'acte ? Si on analyse les étapes d'une AMP hétérologue, on est bien dans une volonté de la femme ou du couple de femmes qui décident d'un projet parental avant la conception de l'enfant. Sciemment, on prive l'enfant du père. Or avec l'accès aux origines, revient la question de la place du tiers dans la structure familiale. Il paraît que, quoiqu'il en soit, les adultes recherchent leurs propres intérêts en se cachant sous le prétexte de l'intérêt de l'enfant[3].

d) La santé de l'enfant

L'accès aux origines au motif de l'intérêt supérieur de l'enfant ne consiste pas seulement à connaître l'identité de son géniteur, à construire son identité personnelle mais aussi à avoir le droit à la santé. Étant lié génétiquement au géniteur, la connaissance des antécédents familiaux au niveau de la santé permettra d'avoir les informations nécessaires afin d'établir un bon diagnostic ou à prédire la possibilité de l'existence de certaines maladies héréditaires[4].

Ce droit à la santé n'est pas nouveau dans la loi du 2 août 2021. La première loi du juillet 1994 ainsi que ses deux

---

l'efficacité des systèmes continentaux), 5 janvier 2015), 197-98, http://www.gip-recherche-justice.fr/publication/le-droit-a-lenfant-et-la-filiation-en-france-et-dans-le-monde/.

[1] Delaisi de Parseval, « La pluriparentalité occultée... », 120.

[2] CEDH, Arrêt du 26 février 2002, Fretté c. France, n° 36515/97§ 42.

[3] Singly (de), *Sociologie de la famille contemporaine*, 59.

[4] CIB, « Rapport du CIB sur la procréation... », 30.

révisions, prévoyaient l'accès aux informations médicales non identifiantes du donneur pour « nécessité thérapeutique concernant un enfant conçu par une assistance médicale à la procréation avec tiers donneur » (CSP, art. L. 1244-6). La nouvelle loi version de cet article est modifiée : « Un médecin peut accéder aux informations médicales non identifiantes, en cas de nécessité médicale au bénéfice d'une personne conçue à partir de gamètes issus d'un don ou au bénéfice d'un donneur de gamètes. »

La loi du de bioéthique 2021 apporte une nouveauté. Autrefois, seul le médecin avait droit d'accéder à ces informations ; en conséquence, la protection de l'identité du donneur était préservée. Désormais, la personne née d'une AMP peut accéder, elle-même, à ces informations à sa majorité (art. L. 2143-2 du CSP).

e) La consanguinité

Le don de sperme ne se limite pas à la conception d'un seul enfant. Le sperme d'un donneur est utilisé pour plusieurs AMP avec différentes femmes. La loi prévoit que « le recours aux gamètes d'un même donneur ne peut délibérément conduire à la naissance de plus de dix enfants » (art. L. 1244-4 du CSP). Dix enfants d'un seul don anonyme ! Dans une étude faite aux États-Unis en 2010 sur des personnes nées d'une AMP, près de la moitié ont affirmé qu'ils ont cette crainte d'être attirés ou d'avoir des relations sexuelles – sans le savoir – avec quelqu'un à qui ils sont liés génétiquement par le don de sperme[1].

C'est à partir de cet intérêt de l'enfant que le Conseil d'État a élargi la nécessité thérapeutique à une nécessité de prévention. Il a fait une exception quant au respect de la vie privée du donneur : le médecin peut accéder aux

---

[1] Joseph Tham, « Will to Power: A Critique of Nihilistic Tendencies in Reproductive Technology », *The New Bioethics* 18, n° 2 (2012): 124.

informations médicales non identifiantes « en particulier dans le cas d'un couple de personnes issues l'une et l'autre de dons de gamètes ; que si ces données ne sont accessibles qu'au médecin et non à la personne elle-même[1]. »

3. Conclusions

En 2005, dans son avis n° 90, le CCNE affirme si « le social n'est pas réductible au biologique, [...] le biologique ne peut être exclu du social[2]. » De son côté, le 3 mars 2018, le président du CCNE, Jean-François Delfraissy, lors d'un entretien pour la magazine Valeurs actuelles, disait :

> « On a une société qui évolue, il y a donc une série de valeurs qui peuvent évoluer. La notion de valeur est relative. Il n'y a pas de valeur absolue. Enfin si, il en existe, mais sur les sujets dont nous parlons, ce sont les besoins de nos concitoyens qui doivent être aussi pris en compte[3]. »

La contradiction dans les propos du CCNE n'est pas étonnante. Les jurisprudences nationales et internationales n'ont jamais une réponse unanime et unique. Ce qui est raisonnable puisque dans le domaine des principes et des valeurs, l'application dépend aussi du concret. Toutefois,

a) Il faut cesser la manipulation de ces principes et de ces valeurs selon un besoin sociétal pour répondre à des désirs d'individus ou de groupes d'individus.

---

[1] CE [n° 10-n° 9] SSR, 12 novembre 2015, n° 372121, Publié au Recueil Lebon.

[2] CCNE, « Avis n° 90 du 24 novembre 2005 sur l'accès aux origines, anonymat et secret de la filiation », 7, https://www.ccne-ethique.fr/node/212.

[3] Jean-François Delfraissy, Jean-François Delfraissy : "Je ne sais pas ce que sont le bien et le mal", entretien réalisé par Anne-Laure Debaecker et al., 3 mars 2018, https://www.valeursactuelles.com/societe/jean-francois-delfraissy-je-ne-sais-pas-ce-que-sont-le-bien-et-le-mal.

b) Il faut cesser d'encadrer cette manipulation par des lois au nom de la loi.
c) Comme l'affirme la CEDH[1] faisant référence à la *Convention de La Haye*, quand il s'agit de trouver un juste équilibre entre l'intérêt des parents, l'intérêt de l'ordre public et l'intérêt de l'enfant, c'est ce dernier qui « est d'une importance primordiale pour toute question relative à sa garde » parce qu'il constitue le critère primordial de toute décision.

Autrement, on pourrait affirmer à la suite d'Aimé César : « une civilisation qui ruse avec ses principes est une civilisation moribonde. »

---

1 CEDH, Arrêt du 6 décembre 2007, Mamousseau et Washington c. France, n° 39388/05.

CONCLUSION GÉNÉRALE

Au terme de ces pages, rappelons-nous ces quelques éléments importants.

a) La personne humaine, quel que soit son âge, n'est pas un ensemble de pièces rapportées et collées ; elle est une « existence unifiante, une pluralité et diversité de facultés et d'expressions vitales[1]. » Penser la parentalité, la filiation et l'origine, nécessite d'avoir une vision plus personnaliste centrée sur sa totalité : physique, spirituelle et morale. Ces trois aspects desquels découlent les autres (psychologique, social, etc.) sont liés entre eux intrinsèquement dans la corporéité laquelle est constitué d'une unité substantielle entre corps et âme. Par conséquent, il est urgent – pour éviter toute rupture anthropologique et ontologique – de prendre en considération le biologique et le social quand il s'agit de légiférer dans le domaine de la bioéthique.

b) La souffrance est un phénomène que nous ne pouvons pas ignorer. La souffrance de ne pas procréer touche à l'identité existentielle de la personne. Cependant, il est important de ne pas oublier qu'entre une souffrance causée par la nature physiologique et une souffrance résultant d'un choix d'une identité sexuelle, l'écart est énorme. Ceux qui endurent cette seconde souffrance ne doivent pas oublier que leur souffrance se situe au niveau psychologique. Remédier à cette souffrance ne requiert aucunement une médecine de procréation puisqu'il ne s'agit en aucun cas d'un traitement physiologique, lequel pourrait être traité par le

---

[1] Sgreccia, *Manuel de bioéthique, Vol. 1...*, 630.

moyen plus basique : un rapport sexuel entre deux personnes.

c) Le droit a pour fonction d'établir des règles permettant de gérer et d'organiser les relations entre les personnes et entre les institutions afin que la vie en société soit juste. Que le droit prenne des décisions touchant aux principes et aux valeurs, cela lui fait perdre sa fonction anthropologique comme institution de la raison[1] et conduit à un régime totalitaire[2] régi par des idéologies en désaccord avec les droits de l'homme.

d) La loi positive, telle qu'elle est définie par Thomas d'Aquin, est « une ordonnance de la raison en vue du bien commun[3]. » Cette ordonnance de la raison est ce qu'on appelle la loi naturelle qui « clarifie, corrige, affine et forme une conscience […] en lui fournissant des critères objectifs et universels[4]. » C'est dans ce sens que Montesquieu a écrit : « la loi, […] est la raison humaine[5]. » Le discernement est un point fondamental à ne pas rater quand il s'agit des législations qui touchent à la vie humaine.

e) Une éthique de responsabilité est nécessaire, notamment quand il s'agit de l'enfance. Prendre en charge un enfant, c'est prendre en charge son devenir dans le futur. Or cette prise en charge était

---

1 Supiot, *Homo juridicus...*, 10.

2 Arendt, *Le système totalitaire. Les origines du totalitarisme*, 185.

3 D'Aquin, *ST I-II* q. 90, a. 4.

4 André-Marie Jérumanis, « La conscience, instance ultime dans une société pluraliste? », in *La conscience et le droit* (Paris: Pierre Téqui, 2005), 150.

5 Montesquieu, *De l'esprit des lois*, Electronique (Paris: Gallimard, 1995), 24, https://archives.ecole-alsacienne.org/CDI/pdf/1400/14055_MONT.pdf.

inscrite dans l'acte de la procréation lui-même[1]. Malheureusement, de nos jours, elle n'est qu'une affaire juridique aux bons soins des lois qui n'hésitent pas à contribuer à la fabrique d'orphelins[2].

f) L'art. 5 de la Charte de l'environnement de 2004 inscrite depuis 2005 dans la Constitution de 1958, préconise l'application du « principe de précaution » quand il s'agit des risques qui touchent à l'environnement. Faudrait-il rappeler que l'environnement n'est pas que le système écologique qui se trouve dans la nature. La famille, et particulièrement la famille naturelle, est aussi un environnement équilibré (art. 1 de la Charte) dans lequel un enfant a le droit de vivre.

---

1 Hans Jonas, *Le principe de responsabilité. Une éthique pour la civilisation technologique*, trad. par Jean Greish, Champs essais (Paris: Flammarion, 2013), 257.

2 Marie-Hélène Verdier, *La fabrique d'orphelins* (Pierre Téqui, 2019).

BIBLIOGRAPHIE

Arendt, Hannah. *Le système totalitaire. Les origines du totalitarisme*. Paris: Points, 2005.

Aristote. *Éthique à Nicomaque I*, 2021. http://remacle.org/bloodwolf/philosophes/Aristote/morale8.htm.

———. *Politique I*, 2021. http://remacle.org/bloodwolf/philosophes/Aristote/politique1.htm.

Aznar, Justo. « The Status of Human Embryo According to Michael Sandel ». *Therapeia* 4 (2012). https://www.academia.edu/12958822/The_status_of_human_embryo_according_with_Michael_Sandel.

Badr, Maroun. « La sensibilité à la douleur : de l'éthique animale à l'éthique fœtale humaine. Un défi pour un statut juridique du fœtus en France ». *Medicina e Morale* 71, n° 1 (14 avril 2022): 79-94. https://doi.org/10.4081/mem.2022.1201.

Bayle, Benoît. « L'enfant désiré, la parentalité et la procréatique ». *Dialogue* 199, n° 1 (11 mars 2013): 85-95. https://www.cairn.info/revue-dialogue-2013-1-page-85.htm.

Binet, Jean-René. « L'enfant au risque de la bioéthique ». In *L'intérêt supérieur de l'enfant*, 87-109. Paris: Pierre Téqui, 2019.

Borrillo, Daniel. « Égalité de droits et critique de la norme familiale ». *La Revue des droits de l'homme. Revue du Centre de recherches et d'études sur les droits fondamentaux*, n° 2 (1 décembre 2012). https://doi.org/10.4000/revdh.217.

Brunetti-Pons, Clotilde, Nathalie Baillon-Wirt, David Bonnet, Isabelle Corpart, Claire Fenton-Glynn, Anne Gilson, Martine Herzog-Evans, et al. « Le "droit à l'enfant" et la filiation en France et dans le monde ». Rapport de recherche. Ardennes: CEJESCO (Centre de recherches juridiques sur l'efficacité des systèmes continentaux), 5 janvier 2015. http://www.gip-recherche-justice.fr/publication/le-droit-a-lenfant-et-la-filiation-en-france-et-dans-le-monde/.

Caspar, Philippe. *La saisie du zygote humain par l'esprit*. Paris; Namur: Pierre Zech, 1987.

CCNE. « Avis n° 90 du 24 novembre 2005 sur l'accès aux origines, anonymat et secret de la filiation », https://www.ccne-ethique.fr/node/212.

———. « Avis n° 129 du 18 septembre 2018, Contribution du Comité consultatif national d'éthique à la révision de la loi de bioéthique 2018-2019 », 18 septembre 2018. https://www.ccne-ethique.fr/node/174.

———. « Avis n°126 sur les demandes sociétales de recours à l'assistance médicale à la procréation (AMP) », 15 juin 2017. http://affairesjuridiques.aphp.fr/textes/avis-n-126-du-comite-consultatif-national-dethique-du-15-juin-2017-sur-les-demandes-societales-de-recours-a-lassistance-medicale-a-la-procreation-amp/.

Cheynet de Breaupré, Aline. « De la révision de la bioéthique à la réforme de la filiation : discriminations et incohérences ». In *L'intérêt supérieur de l'enfant*, 273-88. Paris: Pierre Téqui, 2019.

CIB. « Rapport du Comité international de Bioéthique (CIB) sur la procréation médicalement assistée (PMA) et la parentalité ». Rapport. Paris: Organisation des Nations Unies pour l'éducation, la science et la culture, 20 décembre 2019. https://unesdoc.unesco.org/ark:/48223/pf0000367957_fre.

Conseil d'État. « Avis sur un projet de loi relatif à la bioéthique », 18 juillet 2019. https://www.conseil-etat.fr/ressources/avis-aux-pouvoirs-publics/derniers-avis-publies/avis-sur-un-projet-de-loi-relatif-a-la-bioethique.

———. *Science de la vie. De l'éthique au droit.* Vol. 5. 4855. Paris: La Documentation Française, 1988.

Cresp, Marie. « La comaternité en droit français ». Diffusion d'une veille juridique accessible à tous. Actu-juridique, 16 avril 2018. https://www.actu-juridique.fr/civil/la-comaternite-en-droit-francais/.

D'Agostino, Francesco. *Famiglia, matrimoni, sessualità. Nuovi temi e nuovi problemi.* Roma: Pagine, 2017.

D'Aquin, Thomas. *Somme théologique I-II.* Paris: Le Cerf, 1984.

Delaisi de Parseval, Geneviève. « La pluriparentalité occultée : psychodynamique de la parentalité dans le cas d'aide médicale à la procréation avec dons de gamètes ». In *La pluriparentalité*, 113-24. Paris: Presses Universitaires de France - PUF, 2001.

Delfraissy, Jean-François. Jean-François Delfraissy : "Je ne sais pas ce que sont le bien et le mal". Entretien réalisé par Anne-Laure Debaecker, Bastien Lejeune, Charlotte D'Ornellas, Geoffroy Lejeune, Mickaël Fonton, et Raphaël Stainville, 3 mars 2018. https://www.valeursactuelles.com/societe/jean-francois-delfraissy-je-ne-sais-pas-ce-que-sont-le-bien-et-le-mal.

Dhonte-Isnard, Emmanuelle. *L'embryon humain in vitro et le droit.* Paris: L'Harmattan, 2004.

D'Onorio, Joël-Benoît. « L'intérêt supérieur de l'enfant : un principe juridique à finalité esthétique? » In *L'intérêt supérieur de l'enfant*, 17-63. Paris: Pierre Téqui, 2019.

D'Ornellas, Pierre et Collectif. *L'Embryon. Problèmes de bioéthique : le statut ontologique et éthique de l'embryon.* Parole et Silence. Paris: Parole et Silence, 2009.

Drioux. *La Somme théologique de Saint Thomas. Traduite intégralement en français pour la première fois, avec des notes théologiques, historiques et philologiques.* Paris: E. Belin, 1854.

https://books.google.fr/books?id=XLm7o_IMRFgC&pg=PA231&lpg=PA231&dq=%22Le+mariage+est+naturel+de+la+sorte,+parce+que+la+raison+naturelle+y+porte+de+deux+mani%C3%A8res%22&source=bl&ots=MPPjGaiJWS&sig=ACfU3U0nun5L9bF6z9gr-Qm5nJe3yUBueA&hl=fr&sa=X&ved=2ahUKEwj6tPza3dr3AhVJ8IUKHQ8tAU0Q6AF6BAgEEAM#v=onepage&q=%22Le%20mariage%20est%20naturel%20de%20la%20sorte%2C%20parce%20que%20la%20raison%20naturelle%20y%20porte%20de%20deux%20mani%C3%A8res%22&f=false.

Dumortier, Thomas. « Le principe d'égalité et l'ouverture de la PMA aux couples de femmes et aux femmes célibataires ». *Revue du droit public*, n° 1 (2019). https://www.labase-lextenso.fr/revue-du-droit-public/RDP2019-1-005.

Fillod, Odile. « Les faux-semblants d'une « bioéthique de la famille ». Réponse à Vincent Leclercq ». *Revue d'éthique et de théologie morale* 285, n° 3 (24 septembre 2015): 49-64. https://www.cairn.info/revue-d-ethique-et-de-theologie-morale-2015-3-page-49.htm.

Flavigny, Christian. *Et si ma femme était mon père ? Les nouvelles familles gamètes*. Brignon: Les Liens Qui Libèrent, 2010.

Folscheid, Dominique. *Made in Labo. De la procréation artificielle au transhumanisme*. Paris: Le Cerf, 2019.

Gauchet, Marcel. *Il figlio del desiderio. Una rivoluzione antropologica*. Milano: Vita e Pensiero, 2010.

Habermas, Jürgen. *L'avenir de la nature humaine: Vers un eugénisme libéral ?* Traduit par Christian Bouchindhomme. Paris: Gallimard, 2015.

Haut Conseil à l'égalité entre les femmes et les hommes (HCE). « Contribution au débat sur l'accès à la PMA. Avis n°2015-07-01-SAN-17 », 26 mai 2015. https://haut-conseil-

egalite.gouv.fr/IMG/pdf/hce_avis_no2015-07-01-san-17.pdf.
Henry, Michel. « Mamie-éprouvette face à son caprice de gosse ». *Libération.* 29 avril 2002, sect. Société. https://www.liberation.fr/societe/2002/04/29/mamie-eprouvette-face-a-son-caprice-de-gosse_401906/.
Héritier, Françoise. *Masculin/féminin I. La pensée de la différence.* Paris: Odile Jacob, 2012.
Hervada, Javier. *Introduction critique au droit naturel.* Traduit par Hélène Delvolvé. Bordeaux: Bière, 1991.
Iacub, Marcela. *Le crime était presque sexuel. Et autres essais de casuistique juridique.* Paris: Flammarion, 2009.
Ide, Pascal. *Le zygote est-il une personne humaine ?* Paris: Pierre Téqui, 2005.
Jeffay, Nathan. « Un utérus artificiel israélien transforme 250 cellules en fœtus de souris ». *The Times of Israël*, 17 mars 2021. https://fr.timesofisrael.com/un-uterus-artificiel-israelien-transforme-250-cellules-en-foetus-de-souris/.
Jérumanis, André-Marie. « La conscience, instance ultime dans une société pluraliste? » In *La conscience et le droit*, 141-62. Paris: Pierre Téqui, 2005.
Jonas, Hans. *Le principe de responsabilité. Une éthique pour la civilisation technologique.* Traduit par Jean Greish. Champs essais. Paris: Flammarion, 2013.
Joyal, Renée. « Parenté, parentalité et filiation. Des questions cruciales pour l'avenir de nos enfants et de nos sociétés ». *Enfances, Familles, Générations*, n° 5 (2006): 1-16. https://doi.org/10.7202/015778ar.
Kalogirou, Maria, et Claire Langlais. « Le principe constitutionnel d'égalité, un obstacle (sérieux) à l'égalité des couples en matière de PMA. Commentaire de la décision CE, 28 septembre 2018, n° 421899 ». *La Revue des droits de l'homme. Revue du Centre de recherches et d'études sur les droits fondamentaux*, 9

décembre 2018. https://doi.org/10.4000/revdh.5082.

Kaplan, Francis. *L'embryon est-il un être vivant ?* Paris: Editions du Félin, 2008.

Kelsen, Hans. *Das Problem der Souveränität und die Theorie des Völkerrechts. Ein Beitrag zu einer reinen Rechtslehre, Tübingen, J. B. C. Mohr, 1920. Trad. it. Il problema della sovranità e la teoria del diritto internazionale. Un contributo ad una teoria pura del diritto*. Traduit par A. Carino. Milano: Giuffrè, 1989.

———. *General Theory of Law and State. Teoria Trad. it. Generale del diritto e dello stato, con prefazione di E. Gallo e con introduzione di G. Pecora*. Milano: ETAS libri, 1994.

———. *Hauptprobleme der Staatsrechtslehre entwickelt aus der Lehre der Rechtssatze, Tübingen, J. B. C. Mohr, 1991. Trad. it. Problemi fondamentali della dottrina del diritto pubblico, Napoli, ESI, 1997*. Traduit par A. Carino. Napoli, 1997.

Kermalvezen, Arthur. *Né de spermatozoïde inconnu*. Paris: Presses de la Renaissance, 2008.

Lacroix, Xavier. « Procréations artificielles sexualité et filiation ». *Laennec* 56, n° 4 (2008): 32-44. https://www.cairn.info/revue-laennec-2008-4-page-32.htm.

Leborne, Jérôme. « L'embryon et le fœtus, entre personne et chose, entre science et droit : des protections d'intérêts ». *Revue générale du droit on line*, n° 51180 (2020). www.revuegeneraledudroit.eu/?p=51180.

Leclercq, Vincent. « Éthique familiale et bioéthique de la filiation. À l'heure de la pluriparentalité ». *Revue d'éthique et de théologie morale* 283, n° 1 (16 mars 2015): 13-31. https://www.cairn.info/revue-d-ethique-et-de-theologie-morale-2015-1-page-13.htm.

Leonetti, Jean. « Projet de loi relatif à la bioéthique. Rapport n. 3403 ». Paris: Assemblée nationale, 11 mai 2011.

https://www.assemblee-nationale.fr/13/pdf/rapports/r3403.pdf.
Levy-Soussan, Pierre. *Éloge du secret.* Paris: Fayard, 2010.
Mattei, Jean-François. « Audition sur le projet de loi relatif à la bioéthique ». Rapport législatif, 12 décembre 2002. http://www.senat.fr/rap/l02-128/l02-12862.html.
———. « Révision de la loi relative à la bioéthique : Audition de l'Académie de médecine ». Présenté à Auditions diverses, Assemblée nationale - Paris, 19 septembre 2018. http://videos.assemblee-nationale.fr/video.6615884_5ba2582f9e05f.revision-de-la-loi-relative-a-la-bioethique--auditions-diverses-19-septembre-2018.
Mattei, Jean-François, Catherine Bathélémy, Marie-Germaine Bousser, Jacques Bringer, Jean Dubousset, Gilles Crépin, Elisabeth Eléfant, et al. « Rapport sur le Projet de loi relatif à la bioéthique ». Paris: Académie nationale de médecine, 18 septembre 2019. https://www.academie-medecine.fr/wp-content/uploads/2019/09/Rapport-sur-le-projet-de-loi-relatif-a%CC%80-la-bioe%CC%81thique-2019-09-ANM.pdf.
Mirkovic, Aude. *La PMA : un enjeu de société. Va-t-on enfin prendre les droits de l'enfant au sérieux ?* Paris: Artège, 2018.
Montesquieu. *De l'esprit des lois.* Electronique. Paris: Gallimard, 1995. https://archives.ecole-alsacienne.org/CDI/pdf/1400/14055_MONT.pdf.
Neyrand, Gérard. « Mutations sociales et renversement des perspectives sur la parentalité ». In *La pluriparentalité*, 21-46. Paris: Presses Universitaires de France - PUF, 2001.
Piergentili, Francesca. « Procreazione assistita: il testo della sentenza 221/2019 della Corte Costituzionale e un primo commento », 8 novembre 2019. https://www.centrostudilivatino.it/procreazione-

assistita-il-testo-della-sentenza-221-2019-della-corte-costituzionale-e-un-primo-commento/.

Pinckaers, Servais-theodore. *Les sources de la morale chrétienne. Sa méthode, son contenu, son histoire*. Paris: Le Cerf, 2007.

Prieur, Nicole. « Origines, parenté et filiation : perspectives et risques ». *Le Journal des psychologues* 292, n° 9 (21 novembre 2011): 35-42. https://www.cairn.info/revue-le-journal-des-psychologues-2011-9-page-35.htm.

Rousseau, Jean-Jacques. *Du contrat social ou principes du droit politique*. Bibliothèque numérique romande, 2015. https://ebooks-bnr.com/ebooks/pdf4/rousseau_du_contrat_social.pdf.

Sarton, Olivia. *PMA : ce qu'on ne vous dit pas. Business, lobbying et compromissions, risques pour la santé, faibles taux de réussite...* Paris: Pierre Téqui, 2020.

Sgreccia, Elio. *Manuel de bioéthique, Volume 1 : Les fondements et l'éthique biomédicale*. Paris: Mame - Edifa, 2004.

———. *Manuel de bioéthique, Volume 2 : Aspects médicaux sociaux*. Paris: Mame, 2012.

Siffrein-Blanc, Caroline. « Le contentieux de la parenté encadré par une éthique de responsabilité ». In *La parenté en droit civil français : Étude critique*, 361-409. Droit privé. Aix-en-Provence: Presses universitaires d'Aix-Marseille, 2015. http://books.openedition.org/puam/665.

Singly (de), François. *Sociologie de la famille contemporaine*. 6ème. Paris: Armand Colin, 2017.

Supiot, Alain. *Homo juridicus. Essai sur la fonction anthropologique du Droit*. Paris: Points, 2009.

Testart, Jacques. *Le Désir du gène*. Paris: Flammarion, 1994.

Tham, Joseph. « Will to Power: A Critique of Nihilistic Tendencies in Reproductive Technology ». *The New Bioethics* 18, n° 2 (2012): 115-32.

Théry, Irène. *Couple, filiation et parenté aujourd'hui. Le droit face aux mutations de la famille et de la vie privée*. Paris: Odile Jacob, 1998.

Théry, Irène, et Anne-Marie Leroyer. *Filiation, origines, parentalité. Le droit face aux nouvelles valeurs de responsabilité générationnelle*. Paris: Odile Jacob, 2014.

Touraine, Jean-Louis. « Rapport d'information sur la révision de la loi relative à la bioéthique ». Rapport. Paris: Assemblée nationale, 15 janvier 2019. https://www.assemblee-nationale.fr/dyn/15/rapports/bioethique/l15b1572_rapport-information.

Verdier, Marie-Hélène. *La fabrique d'orphelins*. Pierre Téqui, 2019.

Verdier, Pierre. « Loi, vérité et filiation : le droit peut-il organiser le déni de l'origine? » In *La pluriparentalité*, 125-37. Paris: Presses Universitaires de France - PUF, 2001.

Vitale, Aldo Rocco. « Famiglia e nuove genitorialità ». In *Come olio di nardo. Il valore della famiglia nel mondo contemporaneo*, 285-327. Roma: If Press, 2022.

Affaires et textes juridiques

Assemblée nationale. « Bioéthique - Amendements sur le texte n°3181 », 2020. https://www.assemblee-nationale.fr/dyn/15/amendements/3181/AN/1763.

CA Montpellier. 14 novembre 2018, n° 16/06059.

CA Rennes. 4 juillet 2002, n° de RG : 2001/02471.

CA Toulouse. 6e ch, 9 février 2022, n° 20/03128.

Cass. Cour de cassation saisie pour avis, 22 septembre 2014, pourvoi n° 14-70.006, Bull. 2014, Avis n° 6 (Avis sur saisine).

Cass. 1re civ. 13 décembre 1989, pourvoi n° 88-15.655, Bull. 1989 (Rejet).

———. 18 novembre 2020, pourvoi n° 19-50.043, Bull. 2020, XI (Rejet et cassation partielle sans renvoi).
Cass. ass. plén. 4 octobre 2019, pourvoi n° 10-19.053, Bull. 2019, X (Cassation sans renvoi).
———. 17 novembre 2000, pourvoi n° 99-13.701, Bull. 2000 (Cassation).
———. 31 mai 1991, pourvoi n° 90-20.105, Bull. 1991.
CE [n° 1-n° 4] ch. réunies. 16 mai 2022, n° 2022-1003 QPC (Reçu au greffe du Conseil constitutionnel le 16 mai 2022).
———. 28 septembre 2018, n° 421899, Inédit au Recueil Lebon.
CE [n° 10-n° 9] SSR. 12 novembre 2015, n° 372121, Publié au Recueil Lebon.
CE [n° 10-n °9] ch. réunies. 28 décembre 2017, n° 396571, Publié au Recueil Lebon.
CEDH. Arrêt 19 janvier 2017, Laborie c. France, n° 44024/13.
———. Arrêt 25 septembre 2012, Godelli c. Italie, n° 33783/09.
———. Arrêt du 6 décembre 2007, Mamousseau et Washington c. France, n° 39388/05.
———. Arrêt du 13 février 2003, Odièvre c. France, n° 42326/98.
———. Arrêt du 13 juillet 2006, Jäggi c. Suisse, n° 58757/00.
———. Arrêt du 14 janvier 2016, Mandet c. France, n° 30955/12.
———. Arrêt du 21 juillet 2016, Foulon et Bouvet c. France, n° 9063/14 et 10410/14.
———. Arrêt du 22 janvier 2008, E.B. c. France, n° 43546/02.
———. Arrêt du 24 janvier 2017, Paradiso et Campanelli c. Italie, n° 25358/12.
———. Arrêt du 26 février 2002, Fretté c. France, n° 36515/97.

———. Arrêt du 26 juin 2014, Labassée c. France, n° 65941/11.

———. Arrêt du 26 juin 2014, Mennesson c. France, n° 65192/11.

———. Communiqué du 5 juin 2018, Gauvin-Fournis c. France, n° 21424/16.

———. Décision du 8 février 2018, Marie Charron et Ewenne Merle-Montet c. France, n° 22612/15.

———. Exposé des faits du 5 juin 2018, Silliau c. France, n° 45728/17.

Cons. const. 8 juillet 2022, décision n° 2022-1003 QPC (Conformité).

———. 17 mai 2013, décision n° 2013-669 DC, Loi ouvrant le mariage aux couples de personnes de même sexe. https://www.conseil-constitutionnel.fr/decision/2013/2013669DC.htm.

———. 22 avril 1997, décision n° 97-389 DC, Loi portant diverses dispositions relatives à l'immigration. https://www.conseil-constitutionnel.fr/decision/1997/97389DC.htm.

Cour d'appel de Toulouse. « Communiqué de presse du 9 février 2022 », 9 février 2022. https://www.cours-appel.justice.fr/toulouse/communique-de-presse-du-9-fevrier-2022.

Court of Common Pleas, Ohio. Decision November 14, 1994, Belsito v. Clark, n° CJ94-09-05.

Supreme Court of California. Opinion May 20, 1993, Johnson v. Calvert, n° S023721.

TA Toulouse. 2 juillet 2018, n° 1802013 QPC.

TGI Versailles. 29 avril 2014, Audience de la chambre du conseil du Tribunal de grande instance de Versailles. Affaires gracieuses, n° 13/00168.

Conventions, plans d'action et traités

Bureau Régional de l'Europe. « Plan d'action pour la santé sexuelle et reproductive : mise en œuvre du Programme de développement durable à l'horizon 2030 en Europe – ne laisser personne de côté ». Document de travail. Copenhague (Danemark): Organisation Mondiale de la Santé (OMS), 12 septembre 2016. https://www.euro.who.int/__data/assets/pdf_file/0004/315616/66wd13f_SRHActionPlan_160524.pdf.

« Charte des Droits fondamentaux de l'Union Européenne ». Traité. Nice: Union Européenne, 7 décembre 2000. https://www.europarl.europa.eu/charter/pdf/text_fr.pdf.

Conférence de la Haye de droit international privé (HCCH). Convention sur la protection des enfants et la coopération en matière d'adoption internationale (1993). https://www.hcch.net/fr/instruments/conventions/full-text/?cid=69.

Convention de sauvegarde des droits de l'homme et des libertés fondamentales (Convention européenne des droits de l'homme) (1953). https://www.echr.coe.int/documents/convention_fra.pdf.

Déclaration des droits de l'enfant (1959). https://www.humanium.org/fr/normes/declaration-1959/texte-integral-declaration-droits-enfant-1959/.

Nations Unies. « Rapport de la quatrième Conférence Mondiale sur les Femmes. Beijing, 4-15 septembre 1995 ». Beijing, 4 septembre 2015. https://www.un.org/womenwatch/daw/beijing/pdf/Beijing%20full%20report%20F.pdf.

ONU Femmes. *Déclaration et Programme d'action de Beijing. Déclaration politique et textes issus de Beijing +5*. 2014e éd. ONU, 1995. https://www.unwomen.org/sites/default/files/Headquarters/Attachments/Sections/CSW/BPA_F_Final_WEB.pdf.

Pan American Health Organization (PAHO), World Health Organization (WHO), et World Association for Sexology (WAS). Promotion of Sexual Health. Recommendations for Action 2000 (2000). https://iris.paho.org/bitstream/handle/10665.2/42416/promotionsexualhealth.pdf?sequence=1&isAllowed=y.

UNICEF. Convention internationale des droits de l'enfant (1989). https://www.unicef.fr/sites/default/files/convention-des-droits-de-lenfant.pdf.

World Association for Sexual Health (WAS). Declaration of Sexual Rights (2014). https://worldsexualhealth.net/wp-content/uploads/2021/09/declaration_of_sexual_rights_sep03_2014_b.pdf.

———. Hong Kong Declaration of Sexual Rights (1999). https://worldsexualhealth.net/wp-content/uploads/2013/08/declaration-of-sexual-rights.pdf.

———. La santé sexuelle pour le millénaire. Déclaration et document technique (2008). https://worldsexualhealth.net/wp-content/uploads/2013/08/millennium-declaration-french.pdf.

———. Valencia Declaration of Sexual Rights (1997). https://worldsexualhealth.net/wp-content/uploads/2013/08/Declaration-of-Sexual-Rights-2014-plain-text.pdf.

Sitographie

« Cardiologue : quels remboursements par la mutuelle et la Sécu ? », https://www.mutuelledassurance.net/besoins-sante/remboursement-mutuelle-cardiologue.

Gènéthique. « Des chercheurs développent un utérus artificiel géré par une IA », 7 février 2022. https://www.genethique.org/des-chercheurs-developpent-un-uterus-artificiel-gere-par-une-ia/.

Dalloz. « Filiation - Fiches d'orientation - décembre 2021 », décembre 2021. https://www.dalloz.fr/documentation/Document?id=DZ%2FOASIS%2F000476.

The New York Times. « Justice for All in the Baby M Case », 4 février 1988, sect. Opinion. https://www.nytimes.com/1988/02/04/opinion/justice-for-all-in-the-baby-m-case.html.

Labbée, Xavier. « La société française est-elle devenue matriarcale ? » Diffusion d'une veille juridique accessible à tous. Actu-juridique, 21 mars 2022. https://www.actu-juridique.fr/civil/personnes-famille/la-societe-francaise-est-elle-devenue-matriarcale/.

« Larousse.fr : encyclopédie et dictionnaires gratuits en ligne », https://www.larousse.fr/.

McKnight, Matthew. « The Ohio Sperm-Bank Controversy: A New Case for Reparations? » *The New Yorker*, 14 octobre 2014. http://www.newyorker.com/news/news-desk/ohio-sperm-bank-controversy-new-case-reparations.

Perret, Christelle. « Les bébés humains pourraient naître d'utérus artificiels d'ici 10 ans… et ce n'est pas une dystopie ». *Daily Geek Show* (blog), 25 mai 2019.

https://dailygeekshow.com/ectogenese-uterus-artificiel/.
« Procréation médicalement assistée (PMA) », https://www.service-public.fr/particuliers/vosdroits/F31462.
« Quel remboursement pour une séance chez le kiné ? », https://www.assurland.com/assurance-blog/assurance-sante-actualite/assurance-sante-une-seance-chez-le-kine-est-elle-remboursee_110222.html.
Salleh, Anna. « "Maeve's Law" to Legalise Mitochondrial Donation through IVF Passes Senate ». *ABC News*, 31 mars 2022. https://www.abc.net.au/news/science/2022-03-31/maeves-law-passes-senate-mitochondrial-donation/100954484.
Teather, David. « Lesbian Couple Have Deaf Baby by Choice ». *The Guardian*, 8 avril 2002, sect. World news. https://www.theguardian.com/world/2002/apr/08/davidteather.
Gènéthique. « Un utérus artificiel, une réalité d'ici 10 ans ? », 11 octobre 2021. https://www.genethique.org/un-uterus-artificiel-lincubateur-2-0-deviendra-une-realite-dici-10-ans/.

TABLE DES MATIÈRES

www.ingramcontent.com/pod-product-compliance
Lightning Source LLC
LaVergne TN
LVHW051058051026
849532LV00004BB/1393